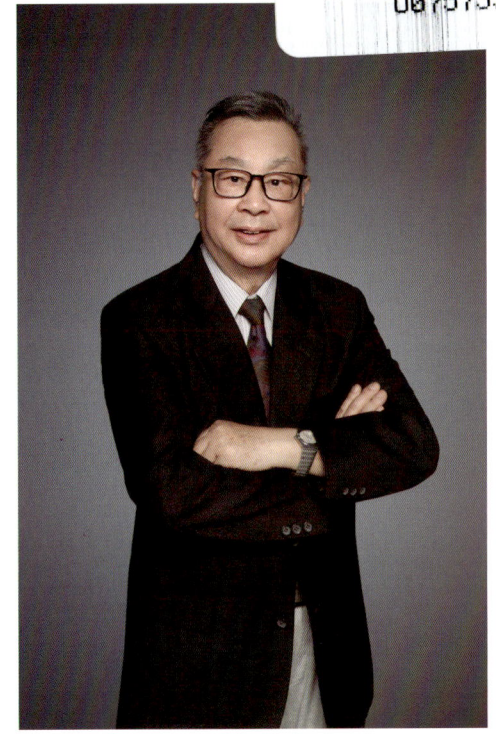

倪克中

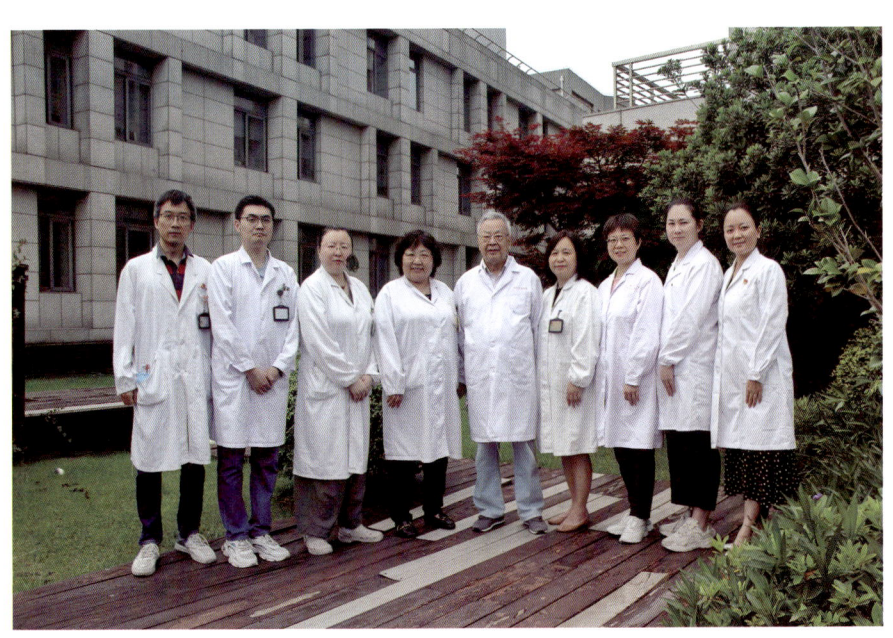

上海市名中医倪克中工作室主要成员

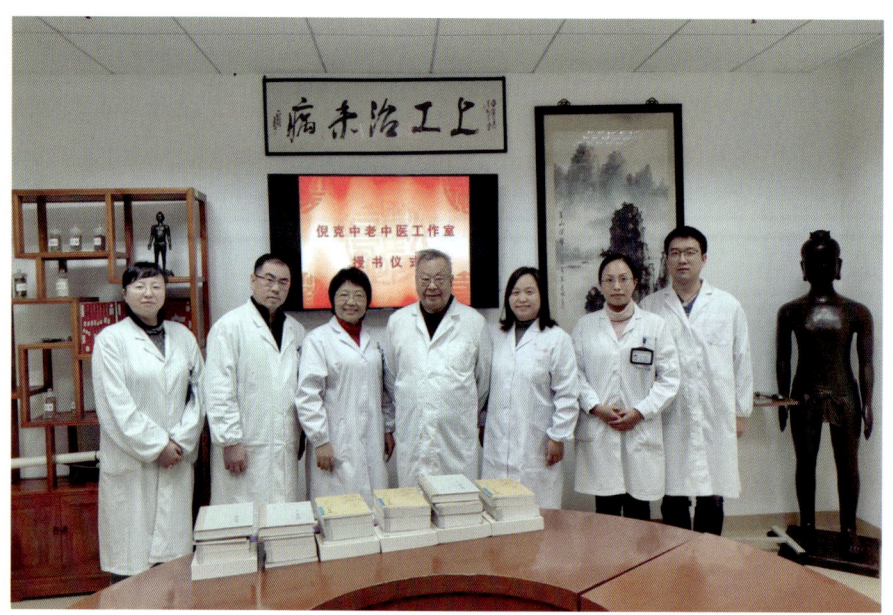

工作室导师授书

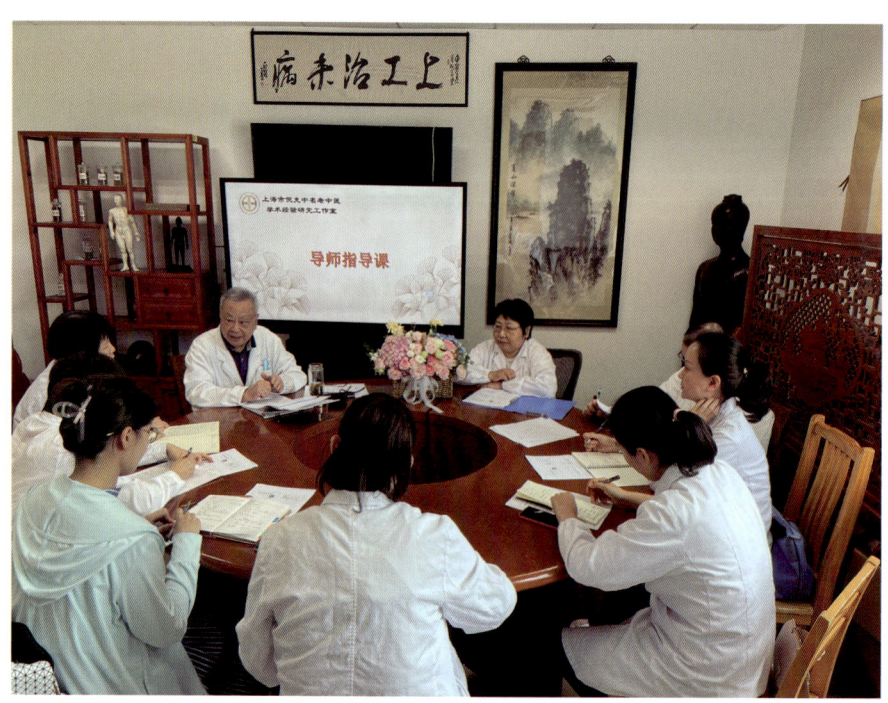

工作室导师指导课

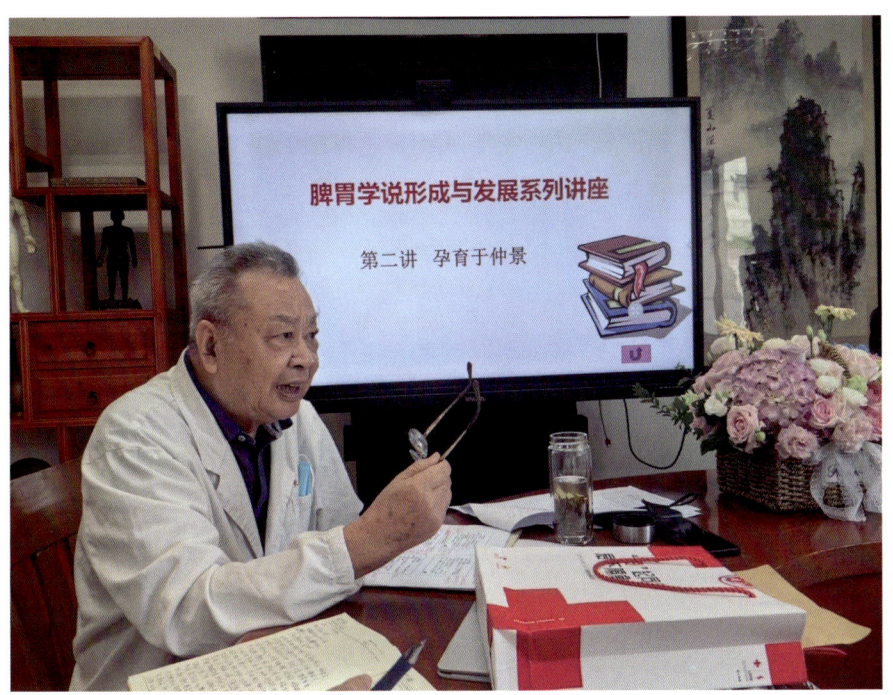

工作室开展日常讲座

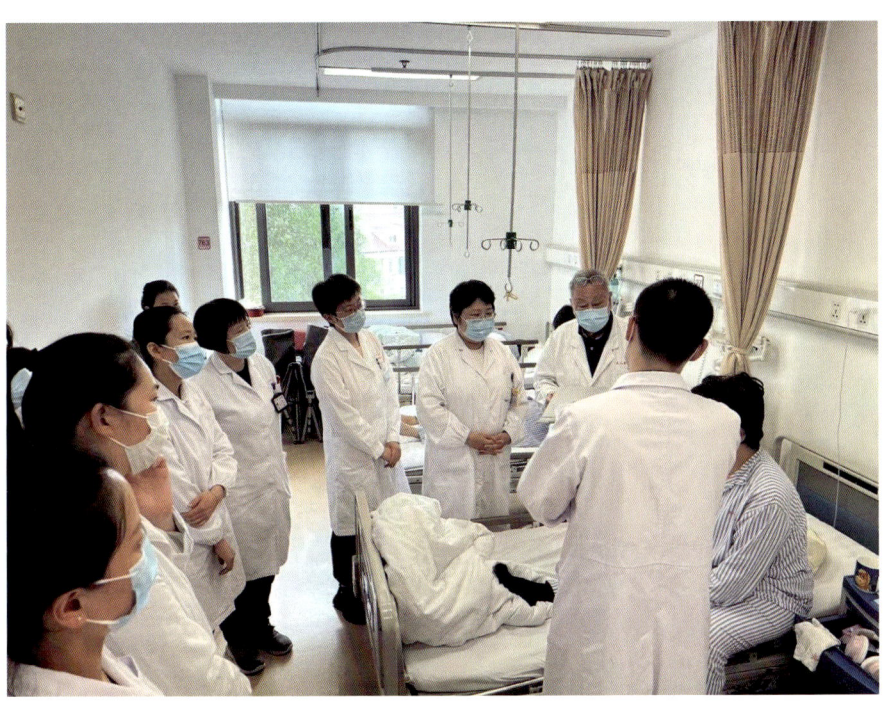

倪克中教学查房

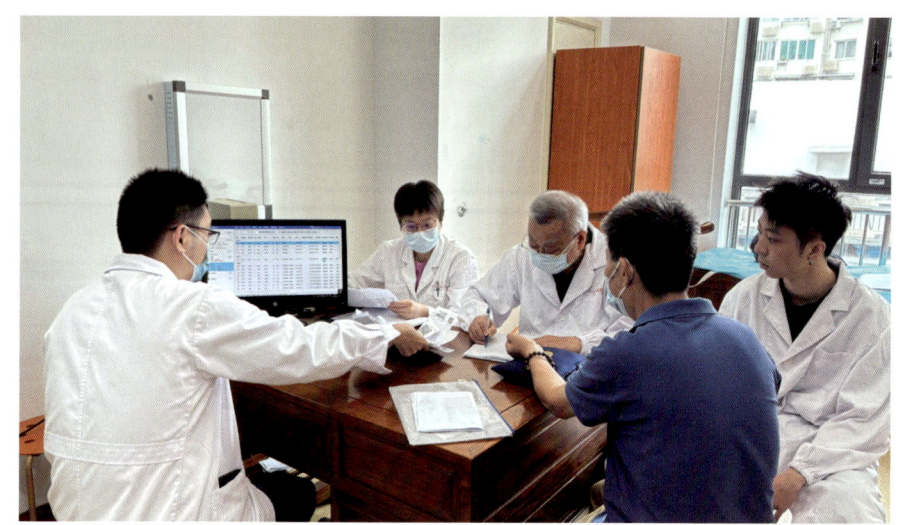

倪克中门诊

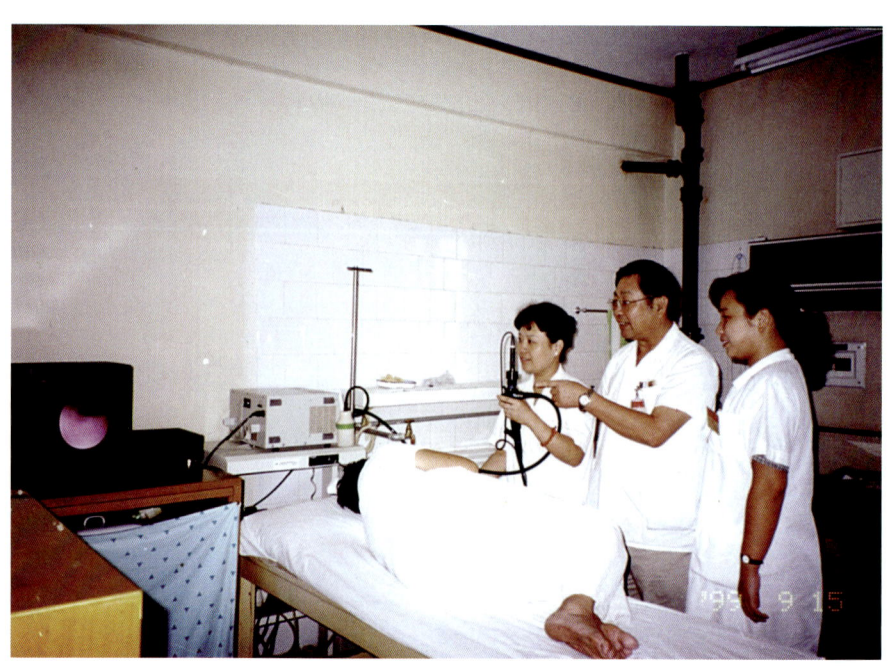

倪克中在胃镜室指导

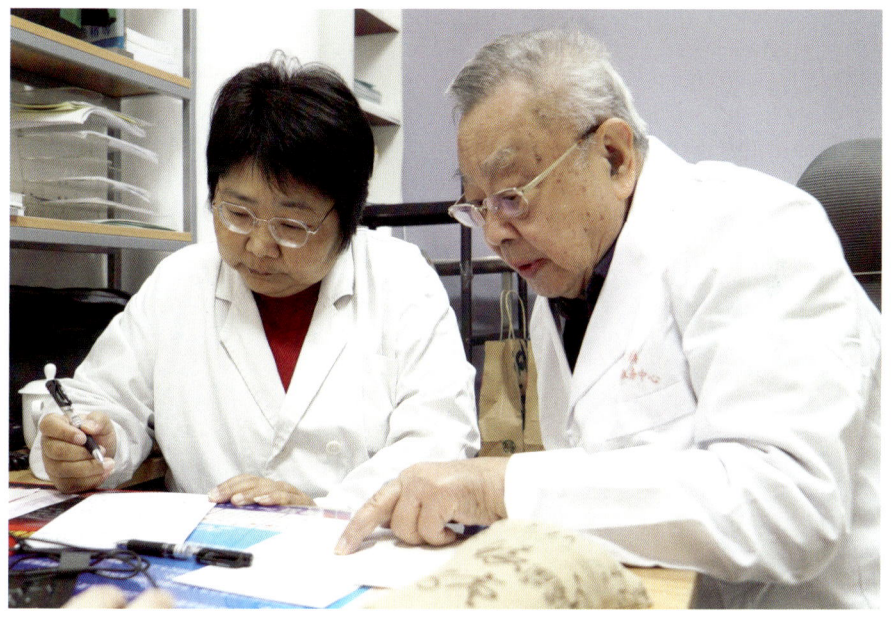

倪克中整理资料

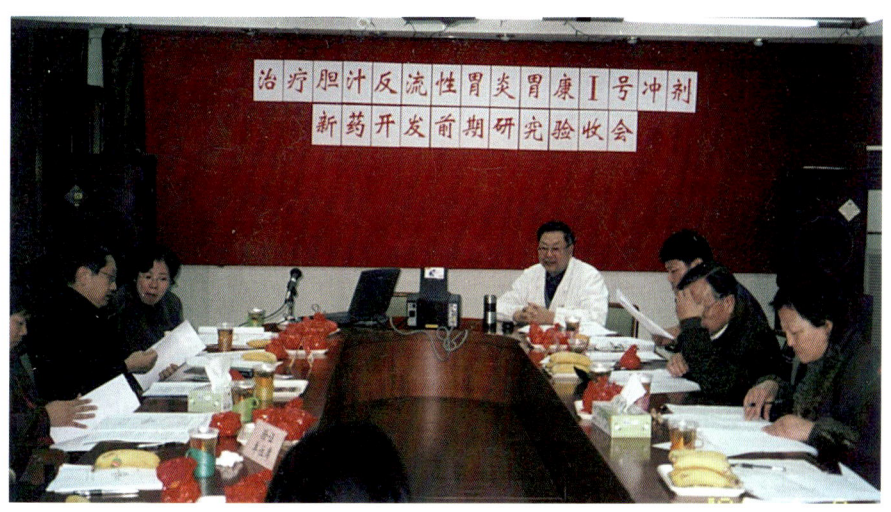

倪克中创制新药"胃康1号"验收会

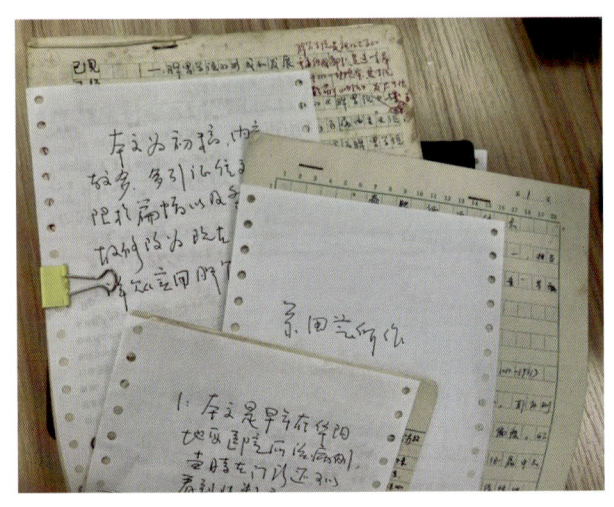
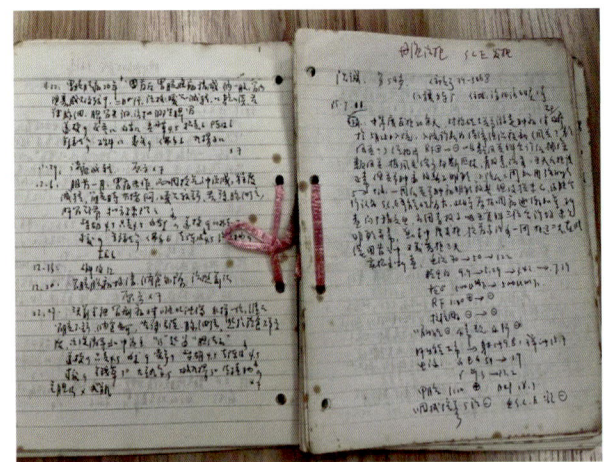
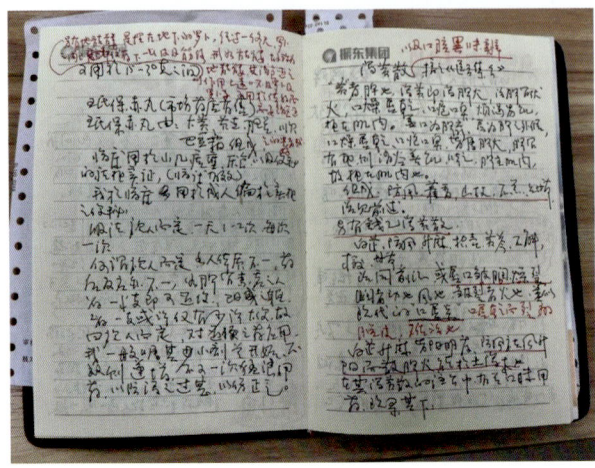

倪克中医案医话手稿

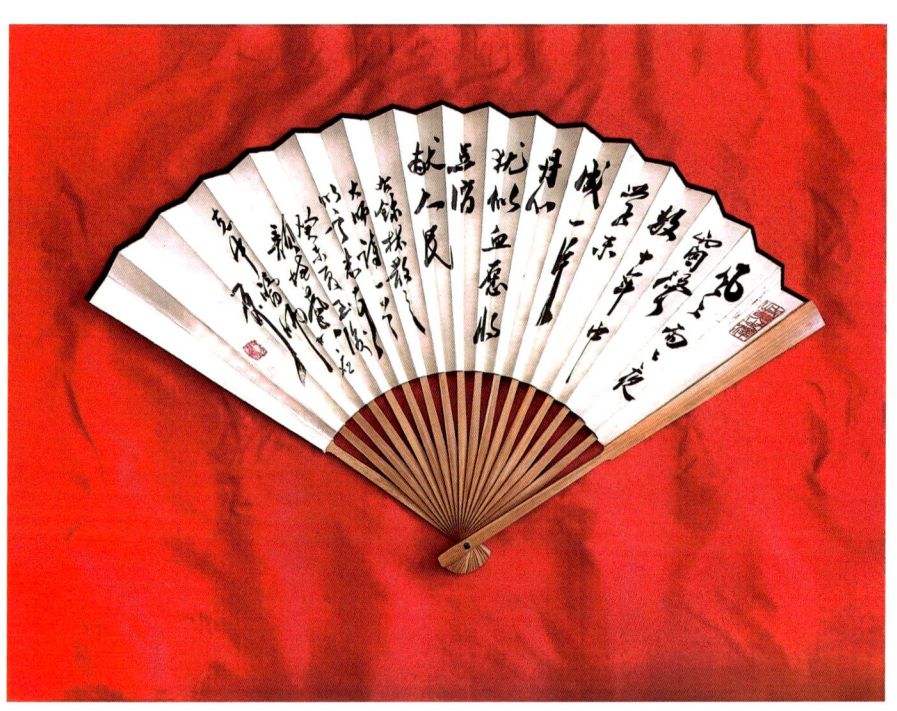

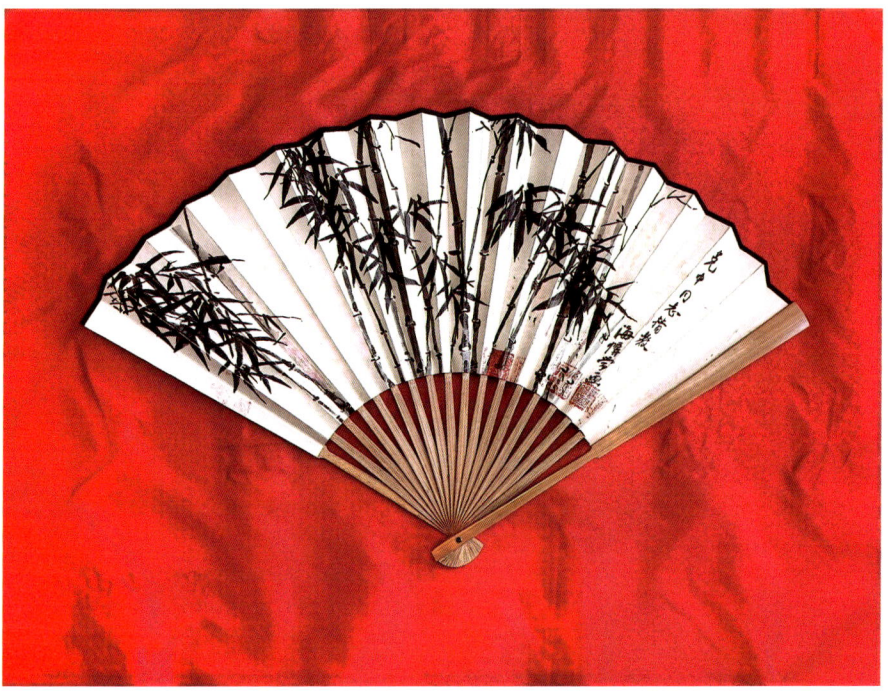

国医大师颜德馨题赠倪克中扇面

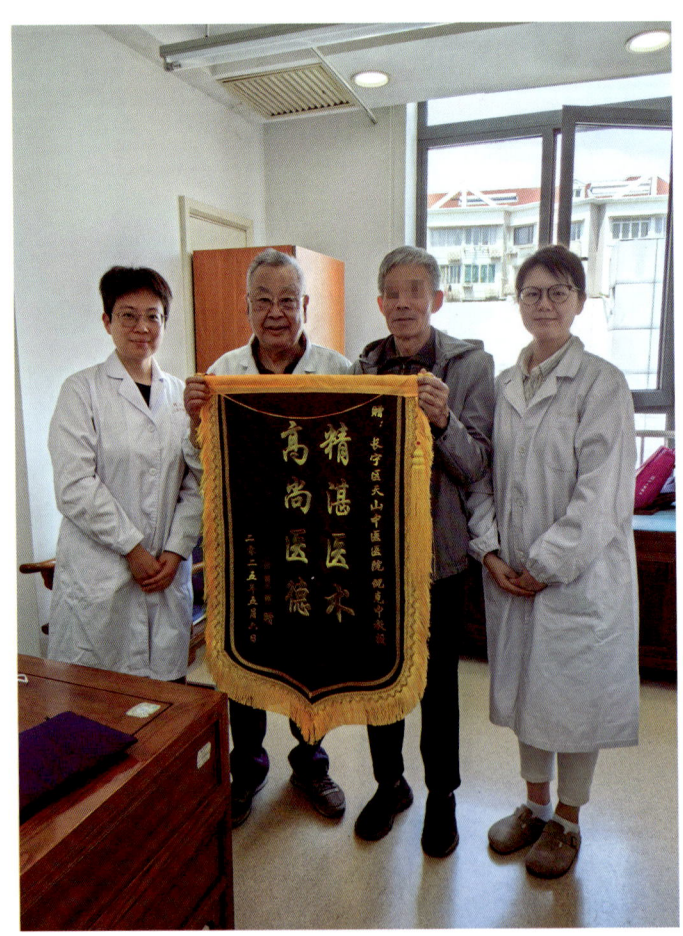

患者赠送倪克中锦旗

倪克中诊治经验集要

上海市名中医

主编 —— 田 芸
主审 —— 倪克中

上海科学技术出版社

图书在版编目（CIP）数据

倪克中诊治经验集要 / 田芸主编． -- 上海 ：上海科学技术出版社，2025．8． -- ISBN 978-7-5478-7257-4

Ⅰ．R249.7

中国国家版本馆CIP数据核字第2025YU3802号

倪克中诊治经验集要

主编　田　芸
主审　倪克中

上海世纪出版（集团）有限公司
上海科学技术出版社　出版、发行
（上海市闵行区号景路159弄A座9F-10F）
邮政编码201101　　www.sstp.cn
上海普顺印刷包装有限公司印刷
开本787×1092　1/16　印张10.25　插页4
字数：200千字
2025年8月第1版　2025年8月第1次印刷
ISBN 978-7-5478-7257-4/R・3319
定价：68.00元

本书如有缺页、错装或坏损等严重质量问题，请向工厂联系调换

内 容 提 要

上海市名中医倪克中行医六十载,始终秉持传统中医诊疗精髓,尤擅脾胃病及内科常见病的诊治,其辨证精准,用药精当,屡愈顽疾。本书系统总结了倪克中的临床经验与学术思想,全书分为学术特色和临床经验、医案、医话、膏方四大板块,全面呈现了倪氏辨证施治的独特思路与方药运用心得,其中亦不乏其经验方"胃康1号""胃康2号"等临床效验方的详细解析,以及对中医理论的独到见解。书中病案记载翔实客观,既注重辨证要点的提炼,又强调辨病依据的呈现;既系统总结了内治药物的组方规律,又详细阐述了外治原则及方法,充分展现了中医理法方药的完整体系,为后学提供了极具价值的研究资料。

本书兼具学术性与实用性,不仅是中医临床工作者的重要参考书,也可为广大中医爱好者提供专业指导。

编委会名单

— 主 编 —

田 芸

— 主 审 —

倪克中

— 副主编 —

秦 岚　刘 涛　葛毅骏

— 编 委 —

（按姓氏笔画排序）

马亚琼　王荔源　田 君　乔 晶
孙 健　李晓芸　李富龙　沈 倩
赵 啸　倪 伟　黄宸棱

序 言

中医药学作为中华民族的瑰宝,其生命力源于历代医家的实践智慧与理论创新。中医药之传承,重在薪火相传、继往开来。名老中医的临床经验,既是学术传承的核心载体,更是中医药事业发展的根基。上海市名中医倪克中教授,行医数十载,精研脾胃病及内科杂症,其诊疗思路与方药运用独具匠心,惠泽患者无数。今将其经验结集出版,既是对名医学术思想的系统梳理,亦是对中医脾胃病学发展的重要推动。

倪克中教授早年拜入沪上名医谢寿田及国医大师颜德馨门下,深得两位大家脾胃病诊疗之精髓。历任上海市长宁区天山中医医院院长、全国中医内科学会脾胃病专业委员会副秘书长等职,1993年起享受国务院特殊津贴,2022年获"上海市名中医"称号。其学术生涯始终以临床为根基,在胆汁反流性胃炎、萎缩性胃炎等疑难病症治疗中屡起沉疴,形成"重气机升降、顾护胃气、调畅情志"的独特学术体系。

本书以倪克中教授"调脾胃以治五脏""治五脏以安脾胃"的学术思想为主线,系统梳理其对慢性胃炎、功能性胃肠病等脾胃病以及呼吸、泌尿、神经系统等内科杂病的辨证施治要诀。书中不仅收录了典型医案与效验方剂,更通过"病机分析-辨证分型-用药特色"的立体框架,展现了倪教授融合经典理论与临证创新的学术风格。例如,其对脾胃病"疏、利、降、和"疗法,在治疗过程中注重"升降""润燥"适度,遣方用药顾护胃气等策略,均附以详实案例佐证,读来令人豁然开朗。本书浓缩了倪教授半世纪临证心得,尤以"胃康1号冲剂治疗胆汁反流性胃炎"(研究项目获上海市科技进步奖)等创新成果为代表,展现其中西医结合思维。书中详解其对胆汁反流性胃炎的"疏肝利胆、降气和胃"治疗、对胃食管反流病的"益气健脾、降逆和胃"法、对萎缩性胃炎的"健脾和胃、益气活血"等特色疗法，辅以典型医案，读者可从中窥见其如何将颜德馨国医大师"衡法"理论与谢寿田调气思想融会贯通，发展出"辨证精准、药简力专"的处方风格。

  本书的编纂，通过主编田芸及编委会其他成员倾力协作，从原始医案整理到理论提炼，历时数载，终成此帙。不仅保存了名医的学术精华，更在于为后学者提供可借鉴的临床范式——如何以中医思维破解现代疾病难题，如何将经典方药化裁为当下所用。书中阐述"情志-气机-脾胃"之间的关系，为中医心身医学提供新思路。这种"守正创新"的精神，正是中医药传承的关键。

  我与倪教授交往数十春秋，识其为人儒雅谦和，为学黾勉不辍，毕生奔走于中医药事业传播之道，为后学开辟新径，启迪心智。其用心之善，用力之奋，令我折服。适逢倪教授新书付梓之际，我有幸先得一阅，获益良多。书中所蕴含的"辨证求精、用药求专"之治学境界，令人感佩至深，想来读者诸君亦能从中有所共鸣。

蔡淦

2025 年 7 月 20 日

（蔡淦教授系首届全国名中医）

前　言

沪上中医流派纷呈，而脾胃病之治，尤重"升降枢机"与"胃气为本"。本书所载之倪克中教授，乃上海市名中医，其半生深耕脾胃病领域，以"调升降、护胃气、重情志"为纲，融经典于临床，化验方为利器，为无数患者解胃肠之苦，更为后学树学术之范。今辑其经验成册，非独为存一家之言，实欲传岐黄薪火，启后世新思。

一、医者之路

倪师之学，始于沪上中医氛围的熏陶，后师从谢寿田等沪上名医，读中医研修班时，更有机会得国医大师颜德馨亲授"气血辨证"精髓。他常言："中医之根在临床，临床之本在患者。"自20世纪60年代起，他坚守脾胃病专科门诊，从光华中西医结合医院到天山中医医院，诊室内的小方桌、脉枕与泛黄的病案本，见证了他六十载"晨起问诊至日暮"的坚守。

现八十五岁高龄，倪师仍坚持每周出诊，患者覆盖沪上乃至长三角——有胆汁反流性胃炎十余年、药石罔效的教师；有萎缩性胃炎伴肠化、忧心恶变的退休工人；亦有慢性泄泻三十载、辗转求医的老人。他总说："脾胃病是'慢功夫'，既要摸准病机，更要守得住方、耐得住心。"

二、学术之核

倪师的脾胃病诊治体系，可凝练为"三法"——调升降以复气机，护胃气以固根本，重情志以解郁结。

升降为枢——调升降　倪师深研《黄帝内经》"脾胃者，仓廪之官，五味出焉"与李东垣"脾胃为气机升降之枢"的理论,提出"胆胃同降、肝脾同升"的诊疗思路。针对胆汁反流性胃炎(其曾主持专科建设并研发"胃康1号"冲剂),他创"疏、利、降、和治法"——以柴胡、郁金疏肝利胆,配旋覆花、代赭石降逆和胃,使胆汁循常道而下,胃气得降则胀满自消。此法已被制成院内制剂"柴芍胃康颗粒",惠及众多患者。

胃气为本——护胃气　他常引《景岳全书》"凡欲察病者,必须先察胃气"告诫弟子:治脾胃病,攻邪不可伤正,补虚不可碍滞。治萎缩性胃炎时,他在化瘀消癥药(如莪术、丹参)中必佐山药、莲子以健脾护膜;疗慢性泄泻时,用煨葛根升清阳,配焦山楂消导积滞,使"清气得升,浊气得降"。

情志为钥——重情志　倪师发现,七成脾胃病患者伴有情绪波动,或焦虑抑郁,或恼怒易怒。他提出"肝郁为百病之源,脾胃为情志之应"的观点,临床常以四逆散为基础方,辅以合欢皮、八月札、玉蝴蝶等疏肝解郁,更注重与患者"话疗"——无论诊间多繁忙,总能耐心倾听其诉说,解其心中郁结。

三、传承之脉

倪师的学术生命力,在于将个体经验转化为可传承的体系。在人才培养方面,自20世纪90年代起就通过师徒结对等方式,培养了数名学生。2018年,"倪克中老中医工作室"正式挂牌成立,秉承继承和发扬名老中医学术思想,总结临床经验,提高脾胃病科中医内涵的宗旨,以培养中青年骨干医师,提高中医治疗水平,弘扬中医特色等为目标。

工作室各方面工作踏实,由院级一步一个脚印向区级、市级迈进,经过了8年三个阶段的建设,成效显著。工作室负责人田芸,继承人秦岚、刘涛、葛毅骏为工作室重点培养的中医药人才,李富龙、马亚琼、田君、黄宸祾等亦为工作室发展的后备力量。李晓芸、乔晶、王荔源、沈倩、倪伟等医生均是老中医药学术继承班历任学员。作为导师,倪师培养造就了一批业务精专的骨干,目前在各自的医学领域均颇有建树,他们将老师的学术思想进一步传承下去,可谓桃李成荫。在大家的共同努力下,我们历时2年完成了本书的编纂工作。

四、本书之旨

本书以"理-法-方-案"为脉络,系统呈现倪师经验:

- 理:通过医话心得阐释中医理论在临证中的运用逻辑。
- 法:总结"疏降并治""升清化浊""化瘀护膜"等治疗大法。
- 方:详解"胃康系列方剂""柴芍胃康颗粒"等自拟方的配伍精要及化裁要点。
- 案:精选胆汁反流性胃炎、萎缩性胃炎、胃食管反流等脾胃病及其他内科杂病病案,附倪师按语,展现动态辨治思维。

倪师常自谦,云对著书立说不太有信心,本书仅作为给读者的"临床记事本":于学者,在破解脾胃病诊治困局时有些参考思路;于临床者,可作为诊疗时的实用参照;于传承者,能在个体经验与学科建设时起到一点连接作用。当读者翻开书中略显陈旧的病案影印,留意到字里行间的手写批注时,或将恍然:所谓"名医经验",从来不是尘封的故纸,而是依然鲜活、可以延续下去的经验。

本书付梓之际,特别感谢上海科学技术出版社的大力支持,为本书的编写提出了具体的计划和要求。感谢传承工作室全体同志的努力和帮助。本人水平有限,未能详尽总结老师经验,不妥之处,望诸位同道指正,裨补疏漏。愿读者能从倪师的诊治经验中,不仅得"一方一药"之用,更能悟"辨证思维"之妙,让海派脾胃病的学术火种,照亮更多患者的康复之路。

上海市名中医倪克中学术经验研究工作室　田　芸
2025 年 6 月于沪上

目　录

医家简介 001

第一章　学术特色和临床经验 007

　　第一节　倪克中教授脾胃病学术观点 007

　　　　强调整体观，尤重脾胃 007

　　　　调治脾胃病，善用"疏""利""降""和" 008

　　　　遣方用药，固护胃气 009

　　第二节　自拟经验方 010

　　　　胃康1号 010

　　　　胃康2号 013

　　　　胃康4号 015

　　第三节　临床经验 017

　　　　疏肝利胆，降气和胃

　　　　　　——倪克中治疗胆汁反流性胃炎的经验 017

　　　　健脾和胃，益气活血

　　　　　　——倪克中治疗萎缩性胃炎的经验 024

　　　　益气健脾，降逆和胃

　　　　　　——倪克中治疗胃食管反流病的经验 031

第二章　临床医案 ·· 037

第一节　消化系统疾病 ·· 037

呕吐 ·· 037

嗳气 ·· 039

功能性消化不良 ·· 040

胃食管反流 ··· 044

胆汁反流性胃炎 ·· 047

萎缩性胃炎 ··· 053

幽门不完全性梗阻 ··· 059

腹痛 ·· 062

泄泻 ·· 064

便秘 ·· 068

第二节　呼吸系统疾病 ·· 074

盛夏外感风寒 ·· 074

阳虚外感 ··· 075

痰饮 ·· 076

咯血 ·· 077

风温逆传心包 ·· 078

肺性脑病 ··· 079

第三节　泌尿生殖系统疾病 ·· 081

慢性前列腺炎 ·· 081

慢性尿路感染 ·· 082

遗尿症 ··· 083

肾病综合征 ··· 085

乳糜血尿 ··· 086

第四节　神经系统疾病 ·· 087

眩晕 ·· 087

突发性耳聋 ··· 089

　　　　耳鸣·····091
　　　　盗汗·····092
　　　　更年期汗证·····093
　第五节　**血液系统疾病**·····094
　　　　血小板减少性紫癜·····094

第三章　医话·····097
　　　舌质淡胖齿痕之我见·····097
　　　浅谈上工治未病
　　　　——见肝之病，知肝传脾的演变·····098
　　　如何理解"胃喜为补"·····100
　　　论治"嘈杂"，莫忘"消渴"·····103
　　　外感盗汗，切忌止涩·····104
　　　眩晕论治，尚有瘀血·····105
　　　"气增而久，夭之由也"一得·····106
　　　试论"清阳浊阴"与脾胃的关系·····107
　　　"调脾胃以安五脏"与"治五脏以调脾胃"之异同·····109
　　　关于"九窍不利"与"胃气"的点滴体会·····111
　　　同病异治话辨证·····113
　　　关于《黄帝内经》"生病起于过用"的理解·····114
　　　柴胡刍议·····115
　　　北五加皮治风湿性心脏病一得·····116
　　　服人参不必忌食萝卜·····117
　　　痛泻要方体会·····117
　　　升阳益气六方异同·····119
　　　《伤寒论》复脉汤与《温病条辨》加减复脉汤之异同·····125

第四章　膏方 ... 130

第一节　临床经验体会 ... 130
第二节　防治优势 ... 132
第三节　医案精选 ... 132

胆汁反流性胃炎伴泄泻 ... 132

胆汁反流性胃炎伴心律失常 ... 134

胆汁反流性胃炎伴反流性食管炎 ... 135

胃切除伴胆汁反流 ... 137

萎缩性胃炎伴失眠、口腔溃疡 ... 138

糜烂性胃炎伴盗汗 ... 140

便秘伴肺气不宣和肠枯津少 ... 141

医家简介

倪克中，1940年生，祖籍广东。倪氏的中医之路始于沪上，先后师从中医名家谢寿田与国医大师颜德馨，潜心汲取两位师长在脾胃病领域的学术精华。同时，他深入钻研中医典籍，阅览名家医案，不断回溯源头，领悟古贤理论的深邃内核，并结合自身长达多年的临床实践，凝练出一套独树一帜的学术思想。

该思想以整体观为纲，将人体视为有机整体，重视气机升降和情志因素对脾胃的影响，处方用药时，时刻不忘顾护胃气。在脾胃病的治疗上，他常以疏肝利胆、降气和胃之法，同时关注患者心理健康，通过心理疏导给予人文关怀，身心同治，促进患者康复。

六十载从医岁月，他初心如磐，对中医事业的热爱矢志不渝。他始终坚守临床一线，凭借深厚的医术造诣与高尚医德，引领脾胃病科不断发展，为无数患者带来康复希望，推动中医脾胃病诊疗水平持续提升。

一、承师继学，融会贯通

倪克中踏上中医之路启蒙于谢寿田主任。谢老学识深厚，临床经验尤为丰富，秉持"内伤杂病，肝病居多"的独到见解，面对慢性病，他常从肝脾切入，极为重视胃气，倡导辨证施治，擅长以疏肝理气之法调养脾胃，用药风格轻灵，精准而不失温和。跟随谢老学习的这段经历，为倪氏打下了坚实的理论与实践基础，也让他初次领略到脾胃病论治中整体观念与精准用药的精妙。

而后，倪克中有幸师从国医大师颜德馨。颜老提出"久病必瘀""怪病多瘀""术后多瘀"等创新理论，并大力倡导"衡法"。同时，颜老对脾胃学说也极为重视，将沈金鳌的"脾统四脏"学说与"衡法"有机融合，在临床中灵活运用化瘀之法，构建起以"固本清源"为纲领、以气血论治为主线的学术体系。这使倪氏在脾胃病及疑难病症的认知与治疗思路上获得了全新的拓展，对气血与脏腑关系有了更深刻的理解。

两位恩师在脾胃学说上的深厚造诣与丰富经验，如明灯般照亮倪克中前行的道路，对其后续脾胃病专科建设的发展产生了深远影响与启迪。经过系统学习与多年临床实践的沉淀，倪氏将自身感悟融入其中，提出"调脾胃以治五脏""治五脏以安脾胃"的创新理论，逐渐形成独树一帜的学术思想，赢得了广泛认可与尊重，在全国脾胃病学科领域产生了不可小觑的影响力。

二、守正创新，专注脾胃

一位医师的成长，绝非一蹴而就，而是在岁月长河中，历经无数次探索与拼搏的结果。回首往昔，倪氏感慨万千，这段从医之路，荣耀与艰辛交织。

1980年，倪克中调入上海市光华中西医结合医院，领导交付重任——创办中医病房。起步艰难，从仅6张病床的试点开始，逐步扩充至24张床位，收治病种也不断丰富，从最初的上消化道出血、急性肺炎、急性胰腺炎、胆囊炎、肾炎，拓展到心血管疾病、脑梗死等。院领导强调中医病房必须保持"中医特色"，这意味着在抢救危急重症时，要积极运用中医中药。例如，治疗上消化道出血，倪克中采用自制的"大黄白及胶囊"，但这一做法起初遭到院内西医的质疑，他们担心服用大黄会增加大便次数，引发电解质紊乱，甚至导致出血性休克，且难以判断出血是否得到控制。面对质疑与潜在风险，倪克中没有退缩，他亲自查看每一位患者的大便，仔细观察量与颜色变化，再送去实验室检测，以便实时掌握出血情况，即便下班回家，他也时常返回医院查看患者，遇到重症患者，更是主动留下协助下级医师处理，一切以患者安全为首要考量，在此基础上观察中药疗效。通过不断实践与经验总结，倪克中在《大黄白及治疗上消化道出血139例疗效分析》中，明确指出大黄白及胶囊适用于中度、轻度上消化道出血。这一成果逐渐赢得了西医同事的认可，大黄白及胶囊也开始在常规治疗中广泛应用，效果显著。

在面对慢性支气管炎感染合并肺心病或肺性脑病这类死亡率极高的患者时,倪克中深入分析其病症特点:多为老年人,基础疾病多;病程漫长且反复发作,呈现"正虚邪实"之态,正虚多为气阴两虚,邪实是痰热内蕴,尤其是伴有心衰使用利尿剂后,津液受损,痰液黏稠难咳;长期使用抗生素导致耐药性。针对这些情况,患者易出现神志模糊甚至昏迷,倪克中主张以中药扶正为主,重用10~20克西洋参益气养阴,增强患者抵抗力,加大剂量使用北沙参、麦冬、玄参、竹沥等滋养阴液,促进痰液稀释排出,同时配合安宫牛黄丸清心醒脑开窍。在抗感染方面,他也深知中药效力不及抗生素,所以不排斥使用抗生素,而是中西医结合,为危急重症的中西医结合治疗开辟了新路径。

自1983年起,倪克中将主攻方向定为中医治疗脾胃病。他在传承谢寿田、颜德馨二位老师学术思想的基础上,深入研读《黄帝内经》《脾胃论》《景岳全书》《临证指南医案》等经典医籍,汲取先贤理论精华。同时,他敏锐地察觉到,随着时代发展,疾病特点与种类不断变化,中医也需在继承中创新。

20世纪90年代,胆汁反流性胃炎被列为上海市长宁区特色专科。倪克中依据《黄帝内经》中"邪在胆,逆在胃"的理论,结合自身丰富临床经验,提出肝郁气滞、胆气郁滞是胆汁反流性胃炎的主要病因,指出"胆为起病之源,胃为受病之所",脾胃升降失调又会影响肝的疏泄和胆气下降。基于此,他确立了疏肝利胆、降气和胃的治疗原则。"疏"即疏通肝郁,使肝气顺畅,恢复疏泄功能;"利"是疏利胆汁,使其正常下行至小肠,避免上逆犯胃;"降"为降胃气,让胃气顺降,水谷得以正常传导;"和"一方面维持脾升胃降的气机平衡,另一方面保护受损胃黏膜。通过这一疗法,使人体恢复肝随脾升、胆随胃降、肝脾协调、胆胃和谐的正常生理状态。

特色专科的建设,是一场理论与实践深度交融、继承与创新彼此渗透的征程。倪克中将专科建设历程精炼地归纳为三个关键阶段。

第一阶段:灵感乍现,初步探索(20世纪80年代)

彼时,倪克中投身于全国脾胃病专业委员会关于"胃脘痛"系列药物"气滞胃痛冲剂""虚寒胃痛冲剂"的科研临床观察总结工作。在这一过程中,他敏锐地捕捉到"气滞胃痛冲剂"对胆汁反流性胃炎显现出的一定疗效,受此启发,他大胆尝试将其用于胆汁反流性胃炎的治疗。然而实践发现,该药物虽对部分病例有效,但仍有部分患者疗效欠佳,初次的尝试,虽未完全成功,却如一颗投入平静湖面的石子,激起了探索的涟漪,为后续研究埋下了伏笔。

第二阶段:反思总结,守正创新

面对治疗效果的参差不齐,倪克中并未气馁,而是沉下心来总结经验,他深知中医治病绝非"一病一方"的简单模式,其核心在于以人为本的整体观念和辨证论治,只有坚守中医的诊疗思路,即"守正",才能真正发挥中医的优势。于是,他依据胆汁反流性胃炎中较为常见的"气滞型"和"脾虚气滞型"进行辨证,自拟胃康1号方和胃康2号方。这一举措,不仅为该病的治疗提供了规范化的方案,更是在中医理论与临床实践之间搭建起了一座更为坚实的桥梁,使治疗效果得到显著提升。

第三阶段:持续钻研,成果斐然

随着倪克中在胆汁反流性胃炎治疗领域的深入研究,他的多篇论文相继发表,在业内引起广泛关注,求医者纷至沓来,不仅来自本市,更有黑龙江、河南、福建等地的患者慕名前来就诊或求药。1996年,胆汁反流性胃炎被成功确定为上海市长宁区特色专科,并获批上海市卫生局课题,开展临床与实验研究,并凭借出色的研究成果荣获上海市卫生局中医药科技成果奖三等奖。1999年,胃康1号冲剂进入新药前期开发研究阶段,由上海市科学技术委员会(简称"市科委")指定两家三甲中医医院进行随机双盲、双模拟平行对照研究,结果显示胃康1号冲剂在治疗气滞型胆汁反流性胃炎方面的疗效优于西药吗丁啉(多潘立酮片),顺利通过验收。2001年,医院脾胃科获批成立二级脾胃病实验室,为进一步的科研工作提供了有力支持。2018年,以胃康1号为基础改良而成的柴芍胃康颗粒,作为首批院内制剂广泛应用于脾胃病患者,凭借显著的疗效,造福了众多患者,也标志着特色专科建设迈向了新的高度。

三、仁心仁术,治病救人

倪克中凭借深厚的医学造诣和丰富的临床经验,成为患者信赖的健康守护者。他始终秉持医者仁心的信念,用实际行动诠释大医精诚的内涵,在带教过程中,也常常教导学生要注重人文关怀。

1. 重视患者情志疏导

倪克中认为,情志因素是引发脾胃病的重要原因之一,长期抑郁、焦虑等情绪波动容易诱发脾胃疾病。部分患者因长期抑郁,或对自身病情缺乏正确认知,存在过度担忧恶变、治疗无效而心灰意冷等情况。这种情志变化不仅会导致病情复发或加重,也增加了治疗难度,形成"因郁致病,因病致郁"的恶性循环。倪克中常说:"药物只是辅助,心理问题最终要靠患者自己解决,只有帮助患者正确认识疾病,保持心情舒畅,才能显著提升治疗效果。"他始终坚持"医病与医心结合,治病先治心,心定病自轻"的理念。

2. 尊重医道,与人为善

面对前来就诊的慢性病患者,即使他们带来上一位医生的处方询问意见,或反馈服药不适,倪克中都会认真研读,遇到可取之处,他会将其视为学习机会,建议患者参考;即使观点不同,他也从不诋毁他人。倪克中认为,每位医生都有独特的治疗思路和用药经验,只要不涉及原则问题,就应秉持与人为善的态度,避免妄加评判,以免产生不必要的矛盾。

3. 学无止境,志在救人

倪克中对中医事业满怀热忱,要求弟子"以治病为己任,急病人所急"。六十年从医生涯中,他始终坚守临床一线,即使担任行政职务,也从未间断门诊、病房工作和教学带教。在脾胃病诊疗领域,他博采众长,勤于实践,形成了独特的学术思想。他常说:"我一生别无他好,唯以治病为乐。"

倪克中不仅这样要求学生,自己也以身作则,践行"活到老,学到老"的理念。闲暇时,他手不释卷,钻研经典著作和各家学说,订阅专业期刊以了解医学前沿动态,将感兴趣的资料摘录积累。每次诊治疑难病例后,他都会撰写临诊心得,反思诊疗方案是否妥当,规划复诊策略。对待初诊患者,他特别注重个体差异,考虑到不同患者的服药反应,尤其是患有多种疾病的老年人,通常只开一周药量进行试探性治疗,再根据反馈调整方案。

四、薪火相传,桃李满园

倪克中毕生潜心治学,学识渊博深厚。在漫长的从医岁月里,他不仅积累了极为丰富的临床经验,更始终默默耕耘于育人沃土,不遗余力地提携后辈,以实际行动诠释医者与师者的双重担当。

教学过程中，倪克中坚持以临床实践为根基，将理论与实际紧密结合，尤其注重培养学生的临床辨证思维能力。他深知，传授经验知识固然重要，但更关键的是要让学生掌握科学的思维方法。倪克中常说，教学并非单向的知识输出，而是师生共同进步的过程，他始终秉持"教学相长"的理念，在培育学生的同时，也不断精进自身的学识。

自20世纪70年代初起，倪克中便投身中医教育事业，担任长宁区中医班中医内科教学工作。此后，他又成为上海市广播电视大学中医课程的辅导老师。1995年，倪克中受聘为上海中医药大学兼职教授，开始带教中医专业研究生，为中医高等教育注入自己的力量。在医院内部，倪克中通过师徒结对的传统方式，悉心培养出数位优秀的中医人才。无论面对何种教学工作，倪克中始终尽心尽责，以严谨的治学态度、因材施教的教学方法，赢得了学生们的一致赞誉与敬重。

2018年，"倪克中老中医工作室"在医院正式成立；2022年，该工作室成功获评上海市名中医工作室，这不仅是对倪克中个人学术成就的高度认可，更是对其传承中医事业的有力肯定。作为导师，倪克中培养出一批业务精湛的中医骨干，他们在各自的医学领域崭露头角、成绩斐然，将倪克中的学术思想与临床经验不断传承、发扬光大，真正实现了桃李满园、薪火相传。

第一章
学术特色和临床经验

第一节　倪克中教授脾胃病学术观点

倪克中早年师从沪上中医名家谢寿田、国医大师颜德馨。他在继承发扬两位老师关于脾胃病学术思想的基础上,结合多年临床经验,精读中医典籍和名家医案,从中深刻领悟先贤理论精髓,形成了"强调整体观,尤重脾胃;调治脾胃病,善用'疏''利''降''和';遣方用药,固护胃气"的学术思想。从医60年来,倪克中不改热爱中医事业的初心,始终坚持在临床一线。

强调整体观,尤重脾胃

倪克中临证尤其注重整体观,认为脾胃病不仅损伤本身,亦影响其他脏腑。正如沈金鳌有云"脾统四脏",脾与四脏一荣俱荣,一损俱损。首先疾病的发生、发展、转归多与脾胃病密切相关,人体五脏六腑、四肢百骸,必赖脾胃之气以充养。脾胃强则诸脏强,脾胃弱则诸脏弱。脾胃失调,水谷之气不能转化为精气,反为滞、为湿、为痰、为饮等,除脾胃本身疾病外,四脏无资可取,心、肝、肺、肾诸病变生。比如临床可见肺咳不已,子盗母气;心血不足,心脾两虚;肝木横行,乘克脾土;脾胃虚弱,土不制水等。诸脏的疾患均与脾胃密切相关。

治疗上强调"调脾胃以安五脏,治五脏以安脾胃",使脏腑之间平衡,达到统一与协调。倪克中认为脾胃病对五脏的影响较大,五脏疾病均可通过调脾胃来达到治疗的目的。比如肺气虚,可用"培土生金"法,通过脾胃健运,使肺气得以充沛;又如治疗肾病水肿以"培土制水"法,通过健脾运脾补脾以加强脾运化水湿的功能,从而利水消肿。而其他疾病,如外感、内伤杂证均可影响脾胃的"胃纳""脾运",应先治其他疾病,从而达到治疗脾胃病的目的,使"食进胃强",脾胃健运,气血生化有源。其他脏器的疾病也能得到减轻或治愈。

调治脾胃病,善用"疏""利""降""和"

脾胃病的主要病因为情志失调、饮食不节、脾胃虚弱及手术损伤等。倪克中认为病机变化可由脾胃虚弱,升降失司,气滞于中焦,也可由肝胆横逆犯脾。久而气滞血瘀或气虚致瘀,甚则耗伤胃阴,标实与本虚相互夹杂。大致有以下几个方面。

(1) 肝气犯胃:肝气横逆犯胃,肝胃不和,胃失和降。

(2) 脾胃虚弱:脾虚气弱,和降失司,气机阻滞,生化乏源。

(3) 中焦湿热:过食肥甘,饮食所伤,湿热中阻,胃气上逆。

(4) 气滞血瘀:肝脾不调,肝胃郁热,日久致瘀血内生,甚至伤及胃络。

(5) 胃阴不足:脾胃虚弱,枢机受阻,土虚木乘,肝郁化火,耗伤胃阴。

气机的失调,是脾胃病发病的关键,因而调整气机的升降成为治疗的着眼点。倪克中提出"疏""利""降""和"应作为调治脾胃病的法则。

"疏"即疏通,指疏通经络、气血,使其畅通无阻。对于脾胃病而言,疏通意味着要消除脾胃的阻滞,疏通肝脏郁滞之气,令肝气条达舒展,发挥肝脏的疏泄功能,使其恢复正常的运化功能。倪克中认为肝气郁结常会影响脾胃的运化,导致气滞,从而出现胃脘胀痛等症状。此时,用疏肝理气的方法,如柴胡、枳壳、香附等疏通肝气,调和脾胃。而对于存在气虚血瘀型的患者,使用益气活血的方法,常用丹参、莪术等疏通瘀阻,对于萎缩性胃炎尤为有效。因此,倪克中指出"理气为疏,活血亦为疏",临证不可拘泥。

"利"即通利,指通过药物或其他手段,使体内湿浊、痰饮等病理产物得以排出,从而恢复脾胃的正常功能。脾胃病运化水湿功能下降,湿浊、痰饮等病理产物常阻滞气机,导致腹胀、纳呆、便溏等症状。故而,通利湿浊、痰饮是治疗脾胃病的重要手段之一。倪克中常用茯苓、猪苓、泽泻等,都具有利湿的功效。例如,在治疗胆汁反流性胃炎时,倪克中采用"利"法,疏利郁积之胆汁,使之循其常行之道,顺流而下至小肠,给郁滞的胆汁以出路,不致上逆犯胃,达到肝随脾升、胆随胃降的目的。

"降"即降逆,指通过药物或其他方法使上逆的气机得以平复。胃气宜通宜降,生理状态下,水谷入胃,腐熟后,传导化物,泻而不藏,实而不满;病理状态下,胃失和降,胃气上逆,则出现呕吐、反酸、嗳气、呃逆等症状。倪克中善用降逆和胃的方法,降其上逆之气,使胃气顺降下行之道,如使用半夏、降香、旋覆花等药来平复上逆的胃气。

"和"即调和,指通过药物或其他手段使体内阴阳、气血、脏腑等达到平衡和谐的状态。在脾胃病的治疗中,倪克中强调恢复脾胃的升降功能尤为重要,认为"和"法有两重含义:一则脾气上升,胃气下降,脾胃升降有序,气机周流无碍,使其既能受纳水谷,又能运化精微,保持人体的平衡;二则固护以修复受损之胃膜。倪克中临证常用白术、山药、扁豆等健脾和胃,又用凤凰衣、白及等固护胃膜。

遣方用药,固护胃气

人体气血的盛衰以及五脏六腑功能的强弱都与脾胃息息相关。其他脏腑皆依赖胃所提供的气。正如《灵枢·玉版》所说,胃是水谷汇聚之处。因此,倪克中认为治疗各种疾病都应以固护胃气为首要任务。

中医素有"治病求本"的思想,脾胃为后天之本,所以这里的"治本"也包含固护脾胃之气。脾胃的"纳""运""升""降"功能正常是水谷及药物吸收发挥作用的重要保证,只有胃气充足,才能化生气血并有力地攻逐病邪。

固护胃气有"固胃气""护胃气"两个层面的意思。

"固胃气"是指采用补益方法提高脾胃自身的功能。张仲景《金匮要略·藏府经络先后病脉证第一》中指出,"夫治未病者,见肝之病,知肝传脾,当先实脾,四季脾旺不受邪",表明只要脾气旺盛,则邪不可犯。这一思想直接体现在倪克中的治疗观念之中。人体阴阳、脏腑功能失调,往往不是单纯的阴虚、阳虚、气虚、血虚,有时也不是一脏有病,而是多脏腑有病,病因也往往错综复杂,或外感寒邪,或饮食积滞,或情志不畅,或脾胃素虚不一而足。

倪克中遣方用药重视扶正与祛邪关系,采用或益气,或养阴,或化痰,或活血,或理气诸法,总之要以"胃气为本",时时强调扶正,健脾和胃贯穿始终。倪克中喜用四君子汤及人参、黄芪、麦冬、石斛之属。在日常生活中,他强调正确理解"胃喜为补",提醒患者可以通过选择适合自己的饮食来固护胃气,胃气充足、元气旺盛、气血充沛,诸多疾病自然会远离。

"护胃气"是指防止药物攻伐太过,损伤胃气。药物用于补偏救弊,需依据病情缓急与胃气强弱合理选方,方能事半功倍,尤其对于脾胃功能虚弱者,应尽量避免使用苦寒峻猛伤胃之药。如必须用苦寒药时,可酌加山药、扁豆、红枣等。因苦寒药物败胃,影响胃气。如需用辛香理气药时,可酌加白芍、沙参、玉竹,以防香燥伤津耗气,亦可用八月札、路路通、佛手、玉蝴蝶等代之;如需用攻伐药物,宜加党参、白术之类,以扶正祛邪;如需要补气药物或者滋阴药物,可酌加木香、砂仁、陈皮等,以防补气滋阴药物碍胃等。倪克中在临床用补气药物时,多与莱菔子或地骷髅补清通用。对于胃气本就虚弱的患者,他指出短期内损谷也是护胃气的方法之一,以此避免加重胃肠负担。

第二节 | 自拟经验方

胃康 1 号

胃康 1 号方是上海市长宁区天山中医医院(简称"天山中医医院")的协定处方,其作为胃康系列方剂之一,在脾胃病科被长期运用;20 世纪 90 年代初由上海中药一厂加工为胃康 1 号冲剂,供临床及科研使用;2018 年,其更名为柴芍胃康颗粒,通过验证后由上海万仕诚药业公司生产,作为院内制剂。

【组成】

柴胡 9 克,枳壳 9 克,炒白芍 15 克,白术 15 克,旋覆花 12 克,山楂 15 克,夏枯草 9 克,延胡索 15 克。

【功效】

疏肝利胆,降气和胃。

【主治】

气滞型胆汁反流性胃炎。

【方解】

本方以柴胡为君,能疏肝利胆,并能升发脾胃之气;臣以芍药柔肝和营,白术益气健脾,以扶中土;佐以苏梗、枳壳、旋覆花、延胡索降气顺气、行气理气止痛、除痞消胀;脾胃运化失常,多有食滞不化,郁久化热,且胆郁化火犯胃,胆胃失于清降,故以生山楂消食导滞,夏枯草平肝清降胆火。诸药相配,有升有降,从而达到疏肝利胆的目的,有利于胆汁正常排泄进入肠道;降气和胃,增强胃的下行排空,起升清降浊的功效。现代研究显示,柴胡能增强胆汁的排泄,降低胃内的胆酸浓度,并能防止对小鼠胃黏膜的破坏;枳壳对胃肠平滑肌有双向调节作用,能增强幽门括约肌紧张度,加强十二指肠排空,防止十二指肠液潴留;白术有保肝利胆的作用,可减少胃酸及胃蛋白酶,对胃黏膜损伤有修复作用;延胡索有明显的镇痛功能;夏枯草有较广泛的抗菌消炎作用。

【临床与实验研究】

医院脾胃病专科对胆汁反流性胃炎的研究始于 20 世纪 80 年代,在应用全国脾胃病专业委员会拟订的治疗胃脘痛协定方"气滞胃痛冲剂"进行临床观察时发现,该方剂对部分胆汁反流性胃炎患者的临床症状改善及胃镜检查结果好转有一定疗效,从而对该病进行多方探索研究。

1989—1994 年,课题组入组 60 例经胃镜证实为胆汁反流性胃炎的患者,中医辨证为"气滞型"病例,随机分为治疗组 45 例、西药对照组 15 例。治疗组给予胃康 1 号冲剂,一日 3 次,每次 1 包。西药对照组给予甲氧氯普胺 10 毫克,一日 3 次;瑞贝克片 40 毫克,一日 2 次。两组治疗 12 周后,观察记录临床症状、胃镜检查结果以及病理检测结果并进行比较。结果显示,治疗组、对照组的有效率分别为 95%、66.66%,两组比较 $P<0.05$;胃镜下胆汁反流疗效上,治疗组、对照组的有效率分别为 93.33%、33.33%,两组比较 $P<0.05$;病理检测胃黏膜炎症变化方面,治疗组、对照组的有效率分别为 88.89%、66.67%,两组比较 $P<0.05$;肠上皮化生改变方面,治疗组、对照组的有效率分别为 88.89%、40%,两组比较 $P<0.05$。该研究为上海市卫生局课题,于 1998 通过鉴定,"疗效达国内先进,并作开发三类新药前期研究

准备",同时该课题获上海市卫生局科技成果奖三等奖。

2001—2003年,开展自制制剂新药前期研究,研究按三类新药临床试验要求,采用随机、双盲、双模拟平行对照临床试验设计,由市科委、市卫生局指定上海中医药大学附属龙华医院(简称"龙华医院")、上海中医药大学附属岳阳中西医结合医院(简称"岳阳医院")作为验证单位,考察胃康1号冲剂治疗中医辨证属于"气滞型"的胆汁反流性胃炎的临床疗效和安全性。

1. 临床研究

研究共入选病例120例,其中试验组60例、西药对照组60例。试验采用随机、双盲、对照设计,严格按编号次序进行。试验组、对照组分别给予胃康1号冲剂(由上海中药一厂优化工艺后加工供应)、多潘立酮(江苏杨泰制药有限公司生产)。所有入选病例按随机号码服用对应药物,每日3次,每次1包冲剂(胃康1号冲剂或空白对照冲剂)和1片药物(多潘立酮片或空白对照药片),餐前2小时口服,连续服用3个月,疗程结束记录临床症状、胃镜复查前后变化。按计划完成临床试验后,分别进行二次揭盲,并进行统计处理。结果显示,试验组、对照组的显效率分别为75%、50%,有效率分别为95%、80%,两组中医证候总体疗效比较,经统计学处理(Ridit)有显著差异($P<0.05$),说明试验组改善中医证候的总体疗效优于对照组。胃镜及病理疗效比较,两组治疗前后的胆汁反流、萎缩计分变化比较有显著差异($P<0.01$),对照组炎症、肠上皮化生治疗前后无显著差异($P>0.05$),说明试验组对胆汁反流、炎症、萎缩、肠上皮化生四种病变均有效,而对照组仅对胆汁反流、炎症有效,试验组对胆汁反流性胃炎的疗效优于对照组。

本试验结果提示,胃康1号冲剂对治疗气滞型胆汁反流性胃炎的临床疗效优于西药吗丁啉对照组;在改善胆汁反流、肠上皮化生上优于多潘立酮。

2. 实验研究

1993年6月将30只已建成胃黏膜损伤模型鼠随机分为模型组10只、甲氧氯普胺组10只、胃康1号冲剂组10只,分别灌蒸馏水、甲氧氯普胺2毫升(含甲氧氯普胺0.75毫克)、胃康1号冲剂2毫升(含胃康1号冲剂1克)治疗14日后,光镜下观察溃疡面积及黏膜损伤程度。结果显示,胃康1号冲剂无论在缩小胃溃疡面积或胃黏膜炎症浸润方面,均优于对照组甲氧氯普胺。

1996—1999年建立大鼠胆汁反流性胃炎模型,并将造模成功大鼠30只随机分为治疗组、对照组、模型组各10只,治疗组给予胃康1号冲剂1克溶于2毫升温开水中灌胃,每日2次;对照组给予甲氧氯普胺1毫克溶于2毫升蒸馏水中灌胃,每日2次,治疗4周。结果显示,胃康1号冲剂能降低血清胃泌素含量,与模型组比有显著差异($P<0.05$)。胃康1号冲剂能使大鼠胃液胆酸含量降低,减少胆酸对胃黏膜的攻击破坏作用;可以提高大鼠血清中前列腺素$F_1α$(FGF1α)、环磷酸腺苷(cAMP)含量,降低血栓素B_2(TXB_2)、环磷酸鸟苷(cGMP)含量,其作用明显优于甲氧氯普胺。组织学检查显示,胃康1号冲剂的炎细胞浸润较模型组明显减少,提示其不仅可以治标(阻止胆汁反流),更可以治本(通过细胞保护增加黏膜血流量,从而改善黏膜微循环)。

胃康2号

【组成】

炙黄芪30克,党参15克,白术15克,柴胡9克,枳壳15克,旋覆花12克,降香10克,蒲黄9克,五灵脂9克,蒲公英30克,乌贼骨30克,浙贝母12克,陈皮9克。

【功效】

益气健脾,和胃降逆。

【主治】

脾虚气逆型胃炎、胃食管反流病。

【方解】

胃康2号方中选用炙黄芪、党参、白术等健脾益气以固本,有抑制胃酸过度分泌、增强胃肠平滑肌张力、调节食管下段括约肌的作用。柴胡疏肝解郁,枳壳行气散结,二者同用,可升清降浊、通利气机。《本草纲目》载"旋覆所治诸病,其功只在行水、下气、通血脉尔""降香……止血定痛,消肿生肌",二药同用,可降胃气、通血脉、去腐生肌。实验研究结果表明,降香具有明显的抗炎作用;乌贼骨、浙贝母具有制酸作用,可中和胃酸,保护胃黏膜。蒲黄、五灵脂活血、化瘀、止痛,能改善微循环,促进受损黏膜修复和再生。久病必有郁热,蒲公英清热燥湿、泻火解毒。现代药理研究结果表明,蒲公英具有促胃肠动力及抗幽门螺杆菌等作用。陈皮入脾经、胃经,行气健脾,降逆止呕,引药入经。诸药合用,具有补泻兼施、寒热并用、升清降浊之功效,可调理胃肠气血,达到整体调节、综合治疗的目的。

【临床与实验研究】

2012—2015年,一项研究在天山中医医院脾胃病科门诊患者中进行,以胃康2号方联合耳穴对胃食管反流病的患者进行系统治疗和观察。121例经RDQ量表(反流病问卷)和(或)胃镜检查确诊为胃食管反流病的患者随机分为治疗组81例、对照组40例,分别给予胃康2号联合耳穴贴压、奥美拉唑联合多潘立酮治疗。两组疗程均为12周,观察临床疗效、胃镜下食管黏膜炎症疗效,并随访12周观察疾病复发情况,分别进行比较。结果显示,治疗组、对照组的临床有效率分为93.82%、85.00%,组间临床疗效的差异有统计学意义($P<0.05$)。治疗组、对照组胃镜下食管黏膜炎症的有效率分别为77.05%、57.69%,组间胃镜下食管黏膜炎症疗效的差异有统计学意义($P<0.05$)。治疗组、对照组的复发率分别为20.69%、51.85%,组间差异有统计学意义($P<0.05$)。研究结果提示,胃康2号联合耳穴治疗脾虚气逆型胃食管反流病无论在近期疗效还是远期疗效上,都优于奥美拉唑和多潘立酮组。

课题组又将135例脾虚气逆型糜烂性食管炎患者随机分为治疗组68例和对照组67例,对照组服用奥美拉唑胶囊,治疗组在对照组基础上加服中药胃康2号。两组疗程均为8周,观察临床疗效、胃镜下食管黏膜炎症疗效及中医证候积分变化情况;随访6个月,观察疾病复发情况。结果显示,治疗组、对照组临床总有效率分别为94.1%、86.6%,组间临床疗效的差异有统计学意义($P<0.05$)。治疗组、对照组胃镜下食管黏膜炎症的总有效率分别为93.6%、80.0%,组间胃镜下食管黏膜炎症疗效的差异有统计学意义($P<0.05$)。两组治疗前后组内比较及组间治疗后比较,中医证候积分差异均有统计学意义($P<0.05$)。治疗组、对照组疾病复发率分别为22.45%、58.97%,组间差异有统计学意义($P<0.05$)。研究结果提示,胃康2号联合奥美拉唑胶囊治疗糜烂性食管炎,不仅在改善症状方面优于单用奥美拉唑胶囊,并且复发率较低,在改善食管黏膜炎症方面也显示出优势。

胃康 4 号

【组成】

黄芪15克,党参9克,白术15克,丹参15克,莪术15克,白花蛇舌草15克,苏梗9克,佛手9克。

【功效】

益气健脾,活血化瘀,清热散结。

【主治】

气虚血瘀型慢性胃炎伴胃癌前病变。

【方解】

倪克中依据中医辨证论治和脏腑学说理论,结合现代研究明确提出,慢性萎缩性胃炎伴胃癌前病变(肠上皮化生或异型增生)以脾胃虚损、胃络血瘀、热毒内蕴为主要发病机制,以治病求本、标本兼顾为治则,故以益气健脾、活血化瘀、清热散结为治疗大法,组方胃康4号。其中黄芪甘温,入脾胃经,善补脾胃之气,又温运脾阳为君;党参、白术等甘平微温之品建中益气,扶正固本,气充则血行,血行则瘀去,意在"助之使通",为臣药;莪术、丹参等破血祛瘀药祛除胃络之瘀滞,与党参、白术共为臣药;黄芪能补五脏之虚,莪术善行气、破瘀、消积,莪术与黄芪同用,可奏益气化瘀之功,两药相伍,破中有补,补中有行,君臣相伍,相得益彰。白花蛇舌草清热解毒之力宏,可使久积之热消毒祛除,研究表明其具有较强的抗消化道肿瘤作用,有助于胃黏膜萎缩和肠化、异型增生的逆转;苏梗辛而微温,为理气宽胸之良药,可除脘腹之气滞,使脾胃和调,功能恢复,共为佐使药。诸药合用,共奏补气健脾、活血生肌、理气清热、解毒散结之功。

全方紧扣病机,标本兼顾。针对慢性萎缩性胃炎伴肠上皮化生或异型增生虚、滞、瘀、热、毒的病机特点,在健运调补脾胃的基础上,佐以行气祛瘀、清热解毒、消滞散结之药物,使脾运胃和,气血充足,升降有序,气机畅利,血行不滞,则热清毒消,积结能散;同时,补益之中,寓消清化。本病以脾胃虚损为病理基础,故当以补脾和胃为主,唯补之后,每能恋邪,故治以补而不滞为原则,补益之中寓于消导。以黄芪、党参、白术配莪术、白花蛇舌草、苏梗等,使虚者健、实者消,以达气机畅、营血和、脏腑调的目的。

【临床与实验研究】

1. 临床研究

2002—2003年期间,在天山中医医院脾胃病科门诊患者中开展胃康4号对慢性萎缩性胃炎伴中重度肠上皮化生或异型增生的临床研究,治疗组胃康4号冲剂60例及对照组胃复春30例的临床症状、胃镜及病理检查结果显示,胃康4号对慢性萎缩性胃炎伴中重度肠上皮化生或异型增生症状的有效率达88.33%,病理有效率为76.67%,幽门螺杆菌(Hp)转阴率为46.15%,提示胃康4号冲剂无论在症状改善还是病理改变上,都具有一定的疗效,且都明显优于对照组。

2. 实验研究

2002—2006年,通过动物实验检测慢性萎缩性胃炎伴胃癌前病变大鼠模型,将大鼠随机分为正常组和模型组,模型组造模成功后分为四组,即共五组,分别为正常对照组、模型对照组、叶酸组、胃复春组和胃康4号组。观察胃黏膜及血清超氧化物歧化酶(SOD)、丙二醛(MDA)、血清一氧化氮(NO)、胃黏膜一氧化氮合酶(NOS),大鼠的外观和体重,用药前后大鼠胃黏膜病变组织的病理变化。结果表明,胃康4号可以升高血清和胃黏膜SOD($P<0.01$),降低血清和胃黏膜MDA($P<0.01$),发挥抗氧化、抑制脂质过氧化的作用;升高胃黏膜NOS含量,说明胃康4号能从多个方面、多个环节、多个靶点阻断和逆转慢性萎缩性胃炎伴胃癌前病变。

研究结论表明,胃康4号治疗慢性萎缩性胃炎伴胃癌前病变的机理是综合调控的结果,与抗氧化、抑制脂质过氧化、升高NO发挥胃黏膜的保护作用、调节机体免疫等方面有关。

第三节 | 临床经验

疏肝利胆,降气和胃
——倪克中治疗胆汁反流性胃炎的经验

一、基本病机

中医药对胆汁反流性胃炎的研究始于 20 世纪 80 年代初,由于胃镜的普及和广泛应用,对胆汁反流性胃炎的研究也逐渐深入。根据胆汁反流性胃炎的主要临床表现,以胃脘胀满疼痛、嘈杂、口苦等主要症状分析,应属于中医"胃脘痛""嘈杂"的范围。《黄帝内经》中提出"邪在胆""胆胃不和"可以引起胃脘痛、口苦、呕苦等症。汉代张仲景《伤寒论》虽未提出胃脘痛与"肝胆"有关的论述,但其创立的处方,如小柴胡汤、四逆散、半夏泻心汤、小建中汤、黄芪建中汤、吴茱萸汤、芍药甘草汤等皆为目前临床上治疗胆汁反流性胃炎的常用处方。明代张璐在《黄帝内经》的基础上,提出"邪在胆",肝胆逆而犯胃,胆汁随胆气上逆犯胃引起呕苦的"胆胃相关"的病因病机。张景岳在《景岳全书》中强调了胃脘痛是由于"气滞"导致的这一病理机制,提出了治疗胃脘痛以理气为主。倪克中经过多年实践认为,临床气滞型占十之八九。清代沈金鳌、张锡纯、唐容川均明确提出了"胃脘痛"与"胆"和"肝"密切联系;叶天士在《临证指南·木克土门》中指出"肝为起病之源,胃为传病之所"。从而提出"胆为起病之源,胃为受病之所",高度概括了胃脘痛与肝胆的因果关系。

1. 邪在胆,逆在胃

"肝胆气滞"乃胆汁反流性胃炎之主要病因。《灵枢·本输》云:"肝合胆,胆者,中精之府。"胆附于肝,内藏胆汁,此胆汁由肝之精气所化生,肝胆互为表里,肝主司疏泄,胆主贮藏与分泌胆汁,二者相辅相成,共司气机之调畅。然人生于世,七情六欲难免,若长期或反复情志不畅,如《素问·举痛论》所言"百病生于气也,怒则气上,喜则气缓,悲则气消,恐则气下……",或工作压力沉重，远超机体自身调节之限度，即《素问·经脉别论》所言"生病起于过用"，便易致病。若病情迁延，未及时调治，势必引发诸多病理变化。其一，肝郁气滞，气郁日久，犹如郁积之火，终可化热，致肝胆火炽。此恰如《黄帝内经》所云"气有余便是火"，症见胃脘灼热难耐、口苦秽气、大便秘结不通。其二，肝胆火炽，火势炎炎，易耗伤阴津，正如《景岳全书》云"火盛则阴伤"，故可见舌红少津、口干且大便干结之象。其三，肝气郁结迁延不愈，气滞则血行不畅，血行受阻，进而出现气滞血瘀之证。《血证论》云："气为血之帅，气行则血行，气滞则血瘀。"临床可见胃脘痛如针刺之锐痛，或大便色黑如柏油，舌现瘀斑等症。此外，脾胃升降功能失调，亦是致病之关键因素。长期饮食不节，过食辛辣之物，或恣食生冷瓜果，又或暴饮暴食、不知节制，以及长期过度劳倦，皆可损及脾胃正常之纳运功能，致使脾胃升降失序。脾胃失和，反过来又影响肝之疏泄与胆气下降，终致胆胃同病，肝脾俱损，诚如《金匮要略》所云："见肝之病，知肝传脾，当先实脾。"此皆为脾胃与肝胆相互影响之明证。

2. 胆胃同病，肝胆失于疏泄

"胆胃同病，肝胆失于疏泄"，此乃胆汁反流性胃炎之主要病机。《灵枢·本输》云"肝合胆，胆者，中精之府"，此明示肝胆相为表里，肝主司疏泄，调畅全身气机，胆则主贮藏与分泌胆汁，二者协同，共奏气机畅达之效。又《素问·灵兰秘典论》曰："脾胃者，仓廪之官，五味出焉。"脾胃相为表里，脾主升清，胃主降浊，脾主运化水谷精微，胃主受纳腐熟水谷，四者同居中焦，于生理上紧密相连，相互为用。在正常生理状态下，诚如《临证指南医案·脾胃门》所言："脾宜升则健，胃宜降则和。"肝随脾升，胆随胃降，肝脾协调有序，胆胃和谐共生，疏达通降，生化不息。水谷入胃，经胃之腐熟、脾之运化，化生精微，输布周身，以满足机体所需，此为后天之本功能的正常发挥。然而，若长期或反复情志抑郁，如《素问·举痛论》所云"百病生于气也，怒则气上，喜则气缓，悲则气消，恐则气下……"，或过度紧张劳累，加之饮食不节，如《素问·痹论》提到"饮食自倍，肠胃乃伤"，则易影响肝气之疏泄，致胆气郁滞。邪郁于胆，肝木乘土，胆气上逆犯胃，胆汁随之逆行入胃，损伤胃膜，致使脾胃气机升降失调。《素问·阴阳应象大论》曰："清气在下，则生飧泄；浊气在上，则生䐜胀。"脾胃升降失常，肝不随脾升，胆不随胃降，进一步导致胆汁排泄失常,失其疏泄常道,进而形成脾胃升降功能失调的恶性循环,终致胆胃同病,肝脾受损。

在胆胃同病的病理过程中,先有肝胆失于疏泄,胆汁随胆气上逆,继之胃气上逆。即所谓"胆为起病之源,胃为传病之所",清晰阐明了病理状态下,肝胆脾胃相互影响的密切关系。

二、辨证分型

1. 肝胃不和证

治法:疏肝理气,和胃降逆。

方剂:胃康1号加减。

2. 脾胃湿热证

治法:清热化湿,和胃降逆。

方剂:黄连温胆汤加减。

3. 脾胃虚弱证

治法:健脾益气,和胃降逆。

方剂:四逆散合六君子汤加减。

4. 胃阴不足证

治法:养阴益胃,和中止痛。

方剂:一贯煎合芍药甘草汤加减。

5. 瘀血阻络证

治法:活血化瘀,通络止痛。

方剂:失笑散合丹参饮加减。

临床应用加减

(1) 若嗳气频作,可加沉香、代赭石以增强降逆之功。

(2) 若胁肋疼痛较甚者,加川楝子、延胡索以加强疏肝止痛效果。

(3) 若情志抑郁明显,加郁金、合欢皮以疏肝解郁。

(4) 若恶心呕吐严重,加藿香、佩兰以芳香化浊、降逆止呕。

(5) 若大便干结,加大黄、虎杖以通腑泄热。

(6) 若湿邪偏重,舌苔厚腻,加苍术、厚朴以增强燥湿运脾之力。

(7) 若胃脘冷痛明显,加干姜、高良姜以温中散寒。

（8）若食少纳呆，加焦山楂、鸡内金以消食健胃。

（9）若气虚下陷，出现脱肛、子宫脱垂等，加升麻、柴胡以升阳举陷。

（10）若胃脘灼痛较甚，加知母、石膏以清热泻火。

（11）若大便干结难下，加火麻仁、郁李仁以润肠通便。

（12）若兼见心烦失眠，加酸枣仁、柏子仁以养心安神。

（13）若吐血，可加白及、地榆炭以收敛止血。

（14）若黑便，加三七、大黄炭以化瘀止血。

（15）若疼痛剧烈，加延胡索、乳香、没药以活血行气止痛。

（16）若有胆结石者，加金钱草清热利湿退黄。

（17）若有口苦、口干者，加竹茹、芦根清热和胃。

三、经验方药

胃康 1 号方以疏肝利胆、降气和胃为纲领。

1. 君药柴胡：疏肝利胆，畅达气机

方中以柴胡为君药。《神农本草经》赞誉柴胡："主心腹肠胃中结气，饮食积聚，寒热邪气，推陈致新。"柴胡具有疏肝利胆的功效，使气机顺畅无阻，同时还能升发脾胃清阳之气。在胆汁反流性胃炎的病理机制中，当肝胆之气不能正常疏泄，就会逆行犯胃，导致木盛土衰，脾胃虚弱之象逐渐显现。柴胡可以从根源上解决气机不畅的问题，为后续的治疗奠定坚实的基础。

2. 臣药芍药与白术：柔肝健脾，培补中土

鉴于肝胆失疏日久对脾胃造成的损伤，臣以芍药。《伤寒论》的芍药甘草汤中，芍药柔肝和营、缓急止痛，舒缓因肝气横逆而导致的肝胃不和，缓解患者胃脘部的疼痛不适。

《本草汇言》称白术"乃扶植脾胃，散湿除痹，消食除痞之要药也"。白术能够益气健脾，培补中土，增强脾胃的运化功能，使脾胃在遭受肝胆之气侵犯后，能够重新恢复其正常的运化职权，为身体的气血生化提供充足的营养物质。

芍药与白术相互配合，一柔肝，一健脾，共同致力于恢复脾胃的正常功能，为治疗胆汁反流性胃炎提供有力的支持。

3. 佐药协同：理气化痰，消积止痛

苏梗，其性平和，能理气宽中。《本草纲目拾遗》云，苏梗可"顺气开郁"，

能够舒缓中焦气滞,使胃脘部的胀满不适得到缓解。

枳壳,依据《雷公炮制药性解》记载其"主破气,行痰癖,消积滞",对胃肠平滑肌具有双向调节之功。它既能兴奋胃肠,增加其蠕动,促进食物的消化与排空;又能解痉,降低平滑肌张力,缓解胃肠的痉挛疼痛。枳壳与柴胡配合,一升一降,调畅气机,可促进平滑肌收缩,增强幽门括约肌紧张度,加强十二指肠排空,有效防止十二指肠液潴留,使胃肠气机有序运行。

旋覆花,《名医别录》记载其"消胸上痰结,唾如胶漆,心胁痰水",可下气消痰,降逆止呕,能够清除因脾胃运化失常而产生的痰饮,使胃气得以顺利下降,减轻患者恶心、呕吐等不适症状。

延胡索,《本草纲目》赞其"能行血中气滞,气中血滞,故专治一身上下诸痛"。延胡索能够理气止痛,除痞消胀,缓解痛苦。

4. 消食清热之佐:化解食滞,清泄胆火

脾胃运化失常,极易导致食滞不化,郁而化热,且胆火易升。因此,方中加入生山楂,《本草纲目》谓其"化饮食,消肉积",能够迅速化解食物积滞,减轻脾胃负担。

夏枯草,《神农本草经》言其"主寒热、瘰疬、鼠瘘、头疮,破癥,散瘿结气",具有平肝清泄胆火的功效,能消除因胆火上炎而导致的各种不适症状。

生山楂与夏枯草相互配合,共同应对脾胃运化失常所引发的食滞与胆火问题,使整个方剂的治疗更加全面。

5. 现代药理研究:科学验证疗效

现代药理研究为胃康1号方的疗效提供了科学的佐证。方中柴胡能够增强胆汁排出,如同疏通河道,使胆汁顺畅地流入肠道,从而降低胃内胆酸浓度;同时,柴胡还具有保护胃黏膜的作用,可防止对小鼠胃黏膜的破坏,为胃黏膜穿上一层坚固的铠甲,使其免受胆酸的侵蚀。

白术不仅具有保肝利胆的作用,还能减少胃酸及胃蛋白酶的排出,对胃黏膜有显著的修复能力,使其恢复正常的生理功能。

延胡索具有明显的镇痛功能,能够有效缓解患者因疾病带来的疼痛之苦,提高患者的生活质量。

夏枯草拥有广泛的抗菌消炎作用,能够抵御外界病菌的入侵,消除炎症,为身体的康复创造良好的内部环境。

6. 调整脾胃升降：恢复胃腑安康

胃康1号方不仅能够增强胃动力，促进胃排空，更为关键的是，它能够调整脾胃升降之枢机。《素问·阴阳应象大论》明确指出："清气在下，则生飧泄；浊气在上，则生䐜胀。"此方剂能调整幽门括约肌紊乱的功能，有效阻止胆汁反流入胃，消除胆汁中胆酸对胃黏膜屏障的攻击破坏，进而逐步消除炎症，促进胃黏膜的修复，使萎缩腺体的功能逐渐恢复正常，让脾胃气机重新恢复正常，使胃腑恢复往日的安康。

综上所述，胃康1号方的组方融合了中医经典理论与现代药理研究的成果，在治疗胆汁反流性胃炎方面展现出独特的优势。它不仅从整体上调理人体的气机，恢复脾胃的正常功能，还针对疾病的各个病理环节发挥作用。

四、病案举例

胡某，女，29岁。

初诊 2005年7月20日。

【主诉】有胃病史10余年，经常中上腹胀痛，每于情绪波动则胀痛尤增，致妨饮纳，得嗳矢二气则舒，间有嘈杂泛酸、口苦。

【现病史】2005年6月胃镜检查提示，糜烂性胃窦炎，中度胆汁反流。病理提示，炎症(++)，活动(+)，Hp(-)。B超示，肝胆检查(-)。曾用奥美拉唑肠溶胶囊、多潘立酮、铝碳酸镁片、猴菇菌片等，因症状改善不明显前来就诊。

胃脘胀多于痛，食后胀痛尤甚，嗳矢二气得之较舒，偶有嘈杂、泛酸、口苦，谷纳不思，腑气间日而行，舌淡，苔薄白，脉细弦。证属肝气犯胃。

【治则】疏肝理气和胃。

【处方】柴胡6克，枳壳20克，白芍15克，炙甘草6克，白术12克，香附10克，旋覆花10克，吴茱萸3克，炒黄连6克，八月札30克，路路通10克，煅瓦楞30克。

同时嘱咐患者治疗期间注意避免长期处于焦虑、抑郁、愤怒等不良情绪状态。

上方加减服药1个月后，胀痛明显改善，纳增便畅。曾停药2周，上症稍有反复，继用上药加减，胀痛又撤，继用胃康1号，连续用药3个月。3个月后胃镜复查提示，浅表性胃炎，未见胆汁反流。病理提示，炎症(+)，Hp(-)。

按 本案中,从胡某的症状表现来看,胃脘胀痛这一症状与情绪波动紧密相连,情绪起伏时,胀痛便会加剧,而当嗳矢(即打嗝、放屁)之后,胀痛便能得到一定程度的缓解。同时,患者还伴有嘈杂泛酸、口苦等不适症状。舌象呈现为舌淡、苔薄白,脉象表现为细弦。综合这些症状,完全符合中医所认定的肝胃不和之证型。

在此之前,胡某虽历经多种西药的治疗,但症状的改善不尽如人意。基于此,治疗以疏肝气、利胆气、升脾气、降胃气为主,旨在全面恢复胆胃正常的生理功能。其中,"疏"是为了疏散郁结的肝气,使肝气得以顺畅条达;"利"则是促进胆气的通利,确保胆汁排泄正常;"降"着重于使上逆的胃气下降,恢复胃的和降功能;"和"致力于调和肝脾、胆胃之间的关系,使其达到和谐平衡的状态,"疏""利""降""和"四法相互配合,环环相扣,共同致力于使肝脾协调、胆胃和谐,人体气机升降有序。

患者连续口服胃康1号1个月后,胃脘胀痛的症状便得到了明显的改善,食欲也有所增加,大便也变得通畅起来。尽管在停药后,症状稍有反复,也进一步表明病情的改善需要一个持续巩固的过程。于是,患者继续用药3个月,再次进行胃镜复查时病情有了显著的好转,胃部炎症明显减轻,胆汁反流的现象也完全消失。这一系列的变化充分证明了胃康1号在治疗胆汁反流性胃炎方面的卓越疗效。

中医治疗的核心在于追求平衡,对于整个治疗过程具有至关重要的指导意义。

其一,注重"升降""润燥"适度。在升阳的过程中,绝不可温燥太过,因为过度温燥容易损伤人体阴液,导致阴阳失调;而在滋养的过程中,又不可过于滋腻,否则会妨碍脾胃的升降功能,影响脾胃对食物的运化。在疏利气机时,要避免使用过于辛窜的药物,以防损伤阴血;在升补中气时,要时刻警惕虚阳浮越的情况发生;在平降逆气时,也需充分考虑阳气沉陷的可能性。在用药配伍方面,更是要精心调配,在滋腻药中巧妙佐以理气之品,使补而不滞;在辛香理气药中适时佐以养阴之药,防止伤阴。如此动静结合,方能实现阴阳的平衡,确保治疗的安全与有效。

其二,坚持辨证加减。中医强调因人而异,因时因地制宜。由于个体之间存在着诸多差异,如体质、年龄、生活环境等,再加上病程长短不一以及兼夹证的各不相同,所以治疗绝不能一成不变,而应根据每个患者的具体情况进行灵活调整。在胡某的治疗过程中,便是充分考虑到这些因素,根据其病情的变化和个体特点,对药方进行精准的辨证加减,从而实现了个性化的治疗。

健脾和胃,益气活血
——倪克中治疗萎缩性胃炎的经验

一、基本病机

萎缩性胃炎是现代医学病名,古书未有记载,因其临床症状总以心下痞满、食欲不振及神疲乏力为主,故在1986年3月的全国脾胃学组扬州会议上,专家们将萎缩性胃炎暂名为"胃痞"。历代中医对胃痞的病因病机见解丰富且不断发展。《素问·五常政大论》中指出,土运在"平气""不及""太过"时均可产生痞满之证,这是关于痞证较早的理论阐述。张仲景在《伤寒论》中进一步阐述,表邪未解误用下法可成痞证。依据人体质强弱及有无痰水内结区分阴阳,阳盛体壮且心下有痰水,误下后邪热与痰水互结于心下成"结胸";阳气不盛、心下无痰水,误下后无形邪热内陷成"痞",并创立泻心汤证,根据不同症状表现辨证施治,如邪热陷于胃无形邪热者用大黄黄连泻心汤,心下痞兼阳虚恶寒汗出者用附子泻心汤等。后世医家对痞证多有发挥。《素问病机气宜保命集》提出"脾不能行气于肺胃,结而不散,则为痞",还指出有"伤寒痞"(六淫外侵、表证误下、邪热内陷)和"杂病痞"(脾胃气虚、中气不足、脾不能行气于肺胃)之分。《丹溪心法》认为脾土之阴受伤,转运失职,胃受谷不运化,清浊相混,郁热生湿,湿热相生而成胀满。《徐灵胎医术三十二种·痞门》提到气滞、痰积也能导致痞证。在鉴别诊断上,《景岳全书·痞门》和《类证治裁·痞门》指出"痞"是自觉痞塞,外形无变化,"胀满"除痞塞外兼有膨胀形状。《医宗金鉴·痞门》还对"痞"进行了"热痞""寒热痞"等分类。综观历代中医对形成"痞"证的病因病机有饥饱劳倦,损伤脾胃;肝气郁结,横逆犯胃;命门火衰,脾土不运以及外感六淫之邪误治成痞等多方面因素。

在萎缩性胃炎的范畴内,约十之七八的患者呈现出脾胃元气虚弱、气机升降失调的典型病理状态。

从萎缩性胃炎的主要症状深入剖析，胃脘痞胀疼痛是极为突出的表现。患者常感到胃脘部仿佛被重物压迫，胀满不适的同时伴有疼痛。这种疼痛或隐隐作痛，绵绵不绝，让患者时刻被不适困扰；或呈胀痛之态，随着气机的阻滞而愈发明显，严重干扰患者的日常生活，使其在饮食、休息等方面都难以正常进行。嘈杂之感也较为常见，患者自觉胃中似有一团紊乱之气，处于似饥非饥、似痛非痛的奇特状态，这种难以名状的不适极易引发患者的烦躁情绪，影响其精神状态。此外，嗳气频繁也是一大症状，患者不断自胃中向上排气，且往往伴有酸腐气味，不仅给患者自身带来诸多生理上的不适，也在一定程度上影响社交。

探寻其主要病因病机，脾胃虚弱、气虚血瘀是关键所在。中医理论认为，脾胃乃后天之本，气血生化之源。脾胃功能正常，人体才能将摄入的食物转化为营养物质，为全身脏腑组织提供滋养。一旦脾胃功能不足，气机升降便会陷入紊乱。在正常生理状态下，人体气机犹如流畅运转的机器，清气上升，将水谷精微输送至心肺等脏腑，以维持其正常功能；浊气下降，将消化后的糟粕排出体外。而当脾胃虚弱时，清气无法正常上升，导致人体上部如头面部得不到充足的营养供应，就会出现头晕、目眩等症状；浊气不能顺利下降，在体内积聚，引起腹胀、便秘等问题，致使气机阻滞于中焦。气机不畅又会进一步影响血行，使血液运行迟缓，就像河道淤积导致水流缓慢一样，进而产生瘀血等病理变化。

从脏腑辨证角度来看，病位主要在"胃"。胃作为人体消化系统中食物容纳与初步消化的重要脏器，其功能失常会直接反映在患者的症状上。但病机与"脾""肝""胆"密切相关。脾胃同居中焦，互为表里，在生理功能上相辅相成，在病理状态下则相互影响。脾主升清，肩负着将水谷精微上输至心肺等脏腑的重任，同时脾主运化，能够将食物转化为营养物质并输布全身。胃主受纳，接纳进入人体的食物，主降浊，将初步消化的食物残渣下传至小肠。肝性喜条达，主疏泄，调节着人体气机，维持气血运行的通畅。胆主通降排泄，胆汁由肝分泌，储存于胆，进食时排入小肠，协助脂肪的消化。正常情况下，脾胃功能正常，气机升降有序，肝随脾升，胆随胃降，胆胃关系协调，胆汁能够正常排泄，不会逆行犯胃。一旦脾胃虚弱，受纳与运化功能失常，就会引发整个消化系统功能的紊乱。此时,肝胆疏泄失职,无法正常调节气机。清阳不升,人体上部营养供应不足,头晕、乏力等症状接踵而至;浊阴不降,人体下部代谢废物积聚,影响身体健康。水谷之气不能转化为精微滋养周身,反而衍化为食积、湿浊、湿热、痰饮、瘀血等病理产物。脾胃运化无力,食物停滞胃中形成食积;水液代谢失常,湿浊内生;湿与热相互胶着,形成湿热,进一步加重病理状态;水液凝聚成痰饮,阻碍气机的正常运行;血行不畅则导致瘀血产生。这些病理产物阻滞气机,瘀滞胃络,使胃黏膜得不到充足的气血滋养与温煦,逐渐萎缩,进而丧失受纳与健运功能,最终产生胃脘痞胀、疼痛、嘈杂、嗳气等一系列症状。正如李东垣在《脾胃论》中所强调的"胃虚之气不足,诸病所生",深刻地揭示了脾胃虚弱在萎缩性胃炎发生、发展过程中的关键作用。脾胃作为人体健康的根基,一旦受损,便会牵一发而动全身,引发诸多病症。因此,在治疗萎缩性胃炎时,从调理脾胃入手,恢复其正常的气机升降与运化功能,成为中医治疗的重要思路。通过扶正祛邪,消除病理产物,改善胃黏膜的营养供应,有望使萎缩的胃黏膜逐渐恢复生机,缓解患者的症状,提高生活质量。

二、辨证分型

1. 肝胃不和型

治法:疏肝理气,和胃止痛。

方剂:柴胡疏肝散加减。

2. 脾胃虚弱型

治法:健脾和胃,益气活血。

方剂:胃康 4 号冲剂加减。

3. 脾胃湿热型

治法:清热化湿,理气和中。

方剂:黄连温胆汤合三仁汤加减。

4. 胃阴不足型

治法:养阴益胃,和中止痛。

方剂:一贯煎合芍药甘草汤加减。

5. 瘀血阻络型

治法：活血化瘀，通络止痛。

方剂：失笑散合丹参饮加减。

临床应用加减：

(1) 若嗳气频繁，可加旋覆花、代赭石以增强降逆止呕之力。

(2) 若胃脘胀满较甚，加木香、厚朴行气除满。

(3) 若疼痛较剧，加延胡索、川楝子理气止痛。

(4) 若兼见食欲不振，可加神曲、麦芽、山楂消食健胃。

(5) 若大便溏薄较重，加山药、芡实、白扁豆健脾止泻。

(6) 若畏寒肢冷，加附子、干姜温阳散寒。

(7) 若恶心呕吐明显，加竹茹、生姜降逆止呕。

(8) 若胃脘胀满疼痛，加枳实、厚朴增强理气止痛之功。

(9) 若大便黏滞不爽，加槟榔、大黄通腑导滞。

(10) 若胃脘灼痛较甚，加黄连、吴茱萸清肝和胃。倪克中依据临床实践，认为本病以脾胃虚弱居多，不应过于苦寒伤胃，因而增加吴茱萸剂量为3克，与黄连之比是1∶2。

(11) 若大便干结难解，加火麻仁、郁李仁润肠通便。

(12) 若口干口渴明显，加天花粉、芦根清热生津。

(13) 若疼痛剧烈，加延胡索、三七粉化瘀止痛。

(14) 若气虚明显，加黄芪、党参益气活血。

(15) 若伴有黑便，加白及、地榆炭收敛止血。

(16) 若有不典型增生者，加水蛭、蜈蚣破血逐瘀、通络散结。

三、经验方药

胃康4号冲剂由黄芪、丹参、莪术、党参、白术、白花蛇舌草等多味中药精妙配伍而成。

方中黄芪为君药，其性味甘温，归脾、胃经。李东垣在《脾胃论》中着重指出脾胃是后天之本，为气血生化的源头。黄芪擅长补脾胃之气，同时还能温运脾阳，故而担当君药之重任，《本草汇言》称其为"补肺健脾，实卫敛汗，驱风运毒之药也"。当脾胃强健时，人体的运化功能便能正常发挥，气血得以充足生化,为机体筑牢了抵御病邪的坚固防线,让身体充满活力,为后续的康复进程奠定坚实基础。党参与白术,二者性味甘平微温,在方中起到益气健脾、扶正固本的关键作用。《黄帝内经》有云:"正气存内,邪不可干。"人体元气充沛,气能推动血行,气行血行,血行顺畅则瘀血自然消散。党参和白术辅助黄芪,大幅增强了补气的功效,使脾胃之气充盈,有力地推动气血运行,从而实现祛瘀的目的,进而助力气血通畅,作为臣药,与黄芪相互配合,共同发力。

莪术,性温,味苦辛,具有行气破血、消积散结的独特功效。《雷公炮制药性解》中记载:"莪术,味苦甘辛,性温,无毒,入肝、脾二经。主心腹痛,中恶疰忤,霍乱冷气,吐酸水,解毒,食饮不消,酒积,血气结积,妇人血气,丈夫奔豚。"它与白术的配伍堪称精妙。莪术在白术补气的资助下,既能畅通经络,又不会损耗正气;既能破除瘀血,又不会损伤血液。白术得到莪术的辅助,补气而不会导致气机壅滞,二者相得益彰,是益气化瘀的绝佳药对。丹参在方中发挥着活血化瘀、通经止痛的重要作用。《本草纲目》赞其"活血,通心包络"。丹参与莪术协同合作,极大地增强了活血化瘀的力量,和党参、白术一同作为臣药,从不同角度助力脾胃功能恢复与气血运行。白花蛇舌草在胃康4号冲剂中承担着清热解毒、利湿通淋的使命。在脾胃功能失调的情况下,体内极易滋生湿热之邪,白花蛇舌草的加入,能够有效清除这些湿热之邪,对整体的治疗效果起到良好的协同作用。

从现代药理研究来看,黄芪含有黄芪皂苷、黄芪多糖等多种成分。黄芪皂苷能够调节机体的免疫细胞活性,显著提高非特异性免疫能力,比如增强巨噬细胞的吞噬功能,使其更高效地清除入侵的病原体;黄芪多糖可以刺激淋巴细胞的增殖与分化,特异性免疫功能因此得到提升,有助于身体更好地识别和对抗特定病菌。黄芪还具备强大的抗氧化能力,它能有效清除体内过多的自由基,减轻氧化应激对胃黏膜细胞的损伤,对维持胃黏膜的完整性意义重大。此外,黄芪在抗肿瘤方面也有一定作用,能够抑制肿瘤细胞的生长和转移,降低胃部疾病向恶性方向发展的风险。党参富含多种糖类、皂苷类以及生物碱等成分,这些成分起协同作用,能够调节机体的免疫功能,增强免疫细胞的活性,帮助身体抵抗疾病;党参还具有抗氧化作用,可减少自由基对身体组织的损害,对胃黏膜细胞起到保护作用;党参在降血脂方面也有一定功效，有助于维持机体的脂质代谢平衡，减少因血脂异常对胃部微环境的不良影响。白术的主要化学成分为挥发油，它不仅具有抗肿瘤作用，能够抑制肿瘤细胞的生长和繁殖，降低胃部肿瘤发生的概率；还具有抗炎特性，可减轻胃部炎症反应，缓解胃脘疼痛、胀满等不适症状；白术能够调节免疫功能，增强机体的抵抗力；在利尿方面，白术可促进体内多余水分的排出，减轻水肿症状；值得一提的是，白术对消化道有独特的作用，大剂量使用时能够促进胃肠推进运动，增强胃肠蠕动，有助于食物的消化和吸收，改善脾胃的运化功能。莪术主要含莪术油、微量元素、姜黄素类化合物等。莪术油具有强大的抗肿瘤活性，能够诱导肿瘤细胞凋亡，抑制肿瘤细胞的增殖和转移，对预防和治疗胃部肿瘤有着重要意义；莪术还能调节人体免疫功能，增强机体的免疫监视作用，及时发现并清除异常细胞；莪术的抗炎作用可减轻胃部炎症，改善胃黏膜的炎症状态；莪术还能抑制血小板聚集和抗血栓形成，改善胃部的血液循环，为胃黏膜的修复和再生提供良好的血液供应。白花蛇舌草含有蒽醌类等多种化学成分，这些成分赋予了它免疫增强的作用，能够激活免疫细胞，提高机体的免疫力；其抗菌抗炎能力也十分显著，可有效抑制多种病菌的生长繁殖，减轻胃部炎症；白花蛇舌草在抗肿瘤方面效果明显，能够抑制肿瘤细胞的生长和扩散，对胃部肿瘤的防治具有积极意义。

胃康 4 号冲剂通过补气、活血、清热等多方面的协同作用，使脾胃之气充足，瘀血得化，热邪得清，从而达到治疗疾病的目的。从现代药理研究来看，各味中药的有效成分相互配合，共同发挥调节免疫、抗氧化、抗炎、抗肿瘤等作用，为胃康 4 号冲剂治疗萎缩性胃炎提供了科学依据。

四、病案举例

顾某，女，38 岁。

初诊 2018 年 4 月 24 日。

【主诉】有胃病史 2 年余，胃脘作胀，时有隐隐作痛，纳呆，食后脘胀尤甚，神疲乏力。

【现病史】胃镜检查显示，萎缩性胃炎（中度）；病理检查显示，炎症（＋）、肠化生（＋＋）、异型增生（＋）。服雷贝拉唑、猴菇菌片等症状未改善而来诊。舌淡苔薄，脉濡细。证属脾胃虚弱，纳运失职。

【治则】益气健脾理胃。

【处方】太子参20克,生黄芪15克,茯苓15克,半夏6克,当归9克,丹参9克,莪术9克,白花蛇舌草30克,生山楂15克,木香6克,陈皮6克,炙鸡内金9克。

上方加减服药4个月,胀痛偶有,体重增加3千克。6个月后胃镜复查显示,萎缩性胃炎(轻度);病理检查示,炎症(+)、肠化生(+)。

按 患者胃病史长达2年多,脾胃之气受损。胃脘作胀、隐痛,食后胀甚,神疲乏力,结合舌淡苔薄、脉濡细,皆为脾胃虚弱之证。脾胃为后天之本,主运化水谷,脾胃虚弱则纳运失职,水谷不化,停滞于胃脘,故而出现上述症状。《脾胃论》亦载:"脾胃之气既伤,而元气亦不能充,而诸病之所由生也。"治疗以益气健脾理胃为关键,方中太子参、生黄芪健脾益气,提升脾胃功能;茯苓利水渗湿,健脾宁心,协助脾胃运化水湿;半夏燥湿化痰,降逆止呕,消痞散结,可改善胃脘胀满不适;当归补血活血,与补气药配伍,使气血相生,增强机体的恢复能力;丹参、莪术活血化瘀,能改善胃部血液循环,促进胃黏膜修复;白花蛇舌草清热解毒,现代研究表明其对抑制肠化生和异型增生有一定作用;生山楂消食健胃,行气散瘀,有助于消化食积,减轻胃部负担;木香、陈皮理气健脾,调中开胃,增强脾胃气机的运行;炙鸡内金消食健胃,涩精止遗,加强对食物的消化吸收。诸药合用,针对脾胃虚弱、纳运失职的病机,起到标本兼治的作用。服药4个月后,胀痛偶发且体重增加,表明治疗方案有效,脾胃功能逐渐恢复。6个月后的胃镜和病理检查结果进一步证实病情好转。在治疗过程中,根据患者的具体情况对方药进行加减调整,始终围绕益气健脾理胃这一核心原则,持续巩固疗效,促进病情的进一步改善。治疗期间,患者严格遵循注意事项,也对治疗效果起到积极的辅助作用。

本案中患者脾胃虚弱,导致食物不能正常消化吸收,出现纳呆、食后脘胀等症状,治疗从健脾入手,符合中医脾胃理论的核心思想。通过增强脾胃功能,使水谷得以正常运化,从而改善全身症状,体现了脾胃为后天之本的理论价值。同时,在饮食调理方面遵循的原则,也是对脾胃理论的实践应用,通过合理饮食养护脾胃,促进疾病康复。

虽然本案主要针对胃部疾病进行治疗,但也充分体现了中医整体观念。患者神疲乏力,这不仅是脾胃虚弱的表现,也反映了全身气血不足。在用药时,除了健脾理气,还加入当归等补血药物,兼顾全身气血的调养,使机体整体功能得到恢复,促进病情好转,体现了中医整体观念在临床治疗中的应用。在生活习惯和情绪调节方面,也体现了整体观念,良好的生活习惯和情绪状态有助于全身气血的运行和脏腑功能的协调,进而促进脾胃功能恢复,对胃部疾病的治疗起到积极作用。

益气健脾,降逆和胃
——倪克中治疗胃食管反流病的经验

一、基本病机

胃食管反流病是指胃或十二指肠内容物反流入食管,引起反酸、烧心等症状。反流和烧心是本病最常见和典型的症状,除此之外患者还会表现出胸痛、吞咽困难、咽喉痛、哮喘等症状。胃食管反流病根据临床表现,属于中医学"吐酸""嘈杂""胃脘痛"的范畴。《中医病症治法术语》将之命名为"食管瘅",表明本病的病位在于食管,病理机制为"瘅"(一种炎症)。

《黄帝内经》曰:"脾胃者,仓廪之官,五味出焉。"此以精妙之喻,将脾胃比类于司掌仓廪之官,彰示脾胃于人体受纳、运化及水谷精微输布过程中居关键之位。脾胃者,犹国之仓廪,为人体生命活动之精微化源。胃主受纳,职司容纳并暂蓄水谷,犹仓廪收纳谷物;脾主运化,能将胃所受纳之水谷进行腐熟运化,汲取水谷精微,并布散周身,濡养脏腑经络等组织器官,以充养其生理活动,恰似仓廪分发粮谷,以滋万民。

脾胃虚弱是导致胃食管反流病的关键所在。在人体这一复杂的系统中,无论病机是肝胆疏泄功能失常,致使体内气机不畅、气血运行受阻,进而影响脾胃的正常功能;还是脾胃自身的升降功能紊乱,打破了人体正常的消化节奏,追根溯源,脾虚都是隐匿其后的关键病因。

从疾病之始而论,脾胃为后天之本,若脾胃虚弱,犹仓廪之司失序,运化水谷、推动气血之力乏竭。脾失健运,胃失和降,受纳腐熟无权,水谷于胃肠不得正常消磨,诸疾遂生。脏腑气机失于协调,他脏失养,其功能亦受其累,机体整体康健每况愈下,且于疾病迁延之际,脾虚对疾病转归影响甚巨。脾胃久虚，似仓廪之储匮乏且难以及时补充，无以充养机体以资恢复。正气不足，无力御邪，难以祛邪外出、复归平衡，致病情反复或加重而成恶性循环。

胃气上逆乃胃食管反流病症状显现之直接肇因。常态下，胃气以下行为顺，将初步腐熟之食糜下输，以成整个消化之序，诚如《黄帝内经》所云"胃者，六腑之海，其气亦下行"。胃气下行，食糜方能顺利自胃入小肠，进一步消化吸收。然诸般内外之邪相干，如饮食不节，过食辛辣、油腻、生冷等之品，戕伤脾胃；或情志失调，久处焦虑、抑郁、愤怒等不良情志，致肝气郁结，横逆犯胃；又或劳逸失度，劳倦过度耗伤中气；或久病致虚等，皆可致胃气上逆。原本下行之气机逆而向上，裹挟胃酸等消化液反流至食管。此非但刺激食管之黏膜，引发烧心、反酸等典型症候，使患者苦不堪言，且因气机上逆，扰乱胸膈气机，致胸痛、嗳气、咽部异物感等诸多复杂临床表现。诸症不仅碍及患者饮食与睡眠，亦对其心理施压，致生活质量大幅下降。

根据多年临床实践，倪克中提出了以益气健脾、降逆和胃为核心的治疗方法。通过运用各类具有健脾功效的中药，如党参、白术、茯苓等，增强脾胃的运化功能，使虚弱的脾胃重新恢复强健的运化之力，同时佐以降逆和胃之品，如半夏、旋覆花等，引导上逆的胃气重回正轨，恢复正常的气机升降秩序。双管齐下，脾气得以健旺，周身气机顺畅调达，向上冲逆的胃气自然消散，胃食管反流病引发的诸多不适也随之而去。

二、辨证分型

1. 肝胃郁热证

治法：清肝泄火，和胃降逆。

方剂：左金丸合化肝煎加减。

2. 胆热犯胃证

治法：清胆和胃，降逆止呕。

方剂：黄连温胆汤加减。

3. 中虚气逆证

治法：健脾和胃，降逆止呕。

方剂：胃康 2 号加减。

4. 气郁痰阻证

治法：开郁化痰，降气和胃。

方剂：半夏厚朴汤加减。

5. 瘀血阻络证

治法：活血化瘀，行气止痛。

方剂：血府逐瘀汤加减。

临床应用加减：

（1）若烧心、反酸严重，可加海螵蛸、浙贝母制酸止痛。

（2）若胁肋胀痛明显，加川楝子、延胡索增强疏肝理气止痛之功。

（3）若大便干结难解，加大黄通腑泄热，使邪有出路。

（4）若口苦甚者，加龙胆草、黄芩以增强清泄胆热之力。

（5）若胸胁胀痛较剧，加柴胡、郁金疏肝理气。

（6）若心烦失眠，加栀子、夜交藤清热除烦安神。

（7）若胃脘冷痛明显，加干姜、高良姜温中散寒。

（8）若嗳气频繁，加旋覆花、代赭石降逆下气。

（9）若便溏严重，加山药、芡实健脾止泻。

（10）若痰郁化热，出现口苦、舌苔黄腻，加黄芩、瓜蒌清热化痰。

（11）若咽喉梗阻感严重，加桔梗、射干利咽散结。

（12）若情志抑郁明显，加柴胡、香附疏肝解郁。

（13）若胸痛剧烈，加三七粉、延胡索增强活血化瘀、止痛之力。

（14）若呕血、黑便，加白及、地榆炭收敛止血。

三、经验方药

胃康2号，由黄芪、党参、白术、柴胡、枳壳、香附、旋覆花、降香、蒲公英、半夏、陈皮等多味中药配伍而成。

方中以黄芪为君药。黄芪味甘，性微温，归脾、肺经。《本草汇言》称黄芪为"补气诸药之最"，其在调节机体功能方面有着卓越的功效。现代药理研究表明，黄芪不仅能显著抑制胃酸的过度分泌，维持胃酸水平的平衡，避免胃酸过多对食管及胃黏膜的侵蚀，还可增强胃肠平滑肌的张力，使胃肠蠕动更加规律有力，有效调节食管下段括约肌的功能，增强其抗反流屏障的作用,从而减少胃酸反流至食管的概率。

党参、白术为臣药,二者与黄芪协同作用,共奏健脾益气固本之功。《本草从新》中记载党参"补中益气、和脾胃、除烦渴"。党参含有多种糖类、皂苷等成分,能调节胃肠运动,使胃肠运动恢复正常节律;还能提高机体免疫力,促进受损胃肠黏膜的修复。

白术,《本草通玄》言其"补脾胃之药,更无出其右者"。白术富含挥发油、白术内酯等,具有双向调节胃肠道功能的作用,不仅能促进胃肠蠕动,还能抑制胃肠的过度兴奋。同时,白术还可增强机体的抗病能力。这三味药合用,从根本上增强脾胃功能,正如《脾胃论》所言"脾胃之气既伤,而元气亦不能充,而诸病之所由生也"。

柴胡、香附、枳壳三药共为佐药。柴胡,擅于疏肝解郁,条达肝气,恢复肝脏的疏泄功能,使气机调畅。肝主疏泄,若情志不畅,肝气郁结,易致气机失调,进而影响脾胃的升降功能。柴胡中的柴胡皂苷等成分对中枢神经系统、消化系统等具有调节作用,可缓解因情绪不畅导致的胃肠功能紊乱。香附同样具有疏肝理气的功效,能解气郁之滞,《本草纲目》称其"乃气病之总司,女科之主帅也"。香附的挥发油等成分有助于调节胃肠平滑肌的收缩,减轻胃脘部的胀满不适,如同为胀满的胃脘打开了一扇透气的窗。枳壳则以行气散结为长,能破气除痞,增强胃肠蠕动,促进胃肠内容物的排空。《雷公炮制药性解》载枳壳"主胸胁痰癖,逐水,消胀满,安胃"。三者同用,可升清降浊、通利气机,使人体气机升降有序,正如《素问·阴阳应象大论》所说"清阳出上窍,浊阴出下窍;清阳发腠理,浊阴走五脏;清阳实四肢,浊阴归六腑",有效改善因气机不畅引发的胃食管反流症状。

旋覆花、降香亦为佐药。旋覆花味苦、辛、咸,性微温,归肺、脾、胃、大肠经,《本草纲目》载"旋覆所治诸病,其功只在行水、下气、通血脉尔"。现代药理研究表明,旋覆花含有黄酮类等成分,具有镇咳、祛痰、抗炎及调节胃肠功能的作用,能有效平冲降逆,使胃气下行。降香辛温,归肝、脾经,其所含的挥发油等成分不仅能降低胃气上逆,还具有改善血液循环、促进受损食管黏膜修复的作用。两药同用,可降胃气、通血脉、去腐生肌,直接针对胃食管反流病导致的食管黏膜损伤等问题发挥治疗作用。

考虑到胃食管反流病久病必有郁热,故方中加入蒲公英。蒲公英味苦、甘,性寒,归肝、胃经,具有清热燥湿、泻火解毒的功效。现代药理研究结果表明,蒲公英不仅具有促胃肠动力作用,可加快胃排空,减少胃酸在胃内的停留时间,从而降低反流的发生概率,还对幽门螺杆菌具有抑制作用,有助于改善因幽门螺杆菌感染引发或加重的胃食管反流病症状。

半夏、陈皮作为佐使药,有理气化痰、降逆止呕的功效。《本草纲目》谓半夏"除腹胀,目不得瞑"。半夏含有生物碱、挥发油等成分,能抑制呕吐中枢,起到镇吐作用,同时对胃肠功能有调节作用,可促进消化液分泌,增强胃肠蠕动。陈皮富含挥发油、橙皮苷等,《本草纲目》称其"疗呕哕反胃嘈杂,时吐清水,痰痞,疟疾,大肠闭塞,妇人乳痈"。它能促进消化,排除肠管内积气,缓解胃部胀满不适,且具有一定的抗炎、抗氧化作用。二者协同,增强了方剂理气化痰、降逆和胃的功效。

诸药合用,使胃康 2 号方具有补泻兼施、寒热并用、升清降浊之功效。通过调节脾胃功能、疏肝理气、降逆和胃、清热燥湿等多方面的协同作用,全面调理胃肠气血,达到整体调节、综合治疗胃食管反流病的目的。

四、病案举例

王某,女,50 岁。

初诊 2020 年 4 月。

【主诉】患者因反复出现反酸、烧心,伴咽部异物感 6 年,复发加重 2 个月前来就诊。

【现病史】诉素有胃病,既往胃镜检查提示"浅表性胃炎,反流性食管炎 LA-A"。近期因家庭琐事情志不舒而病情加重。症见反酸、烧心间断发作;咽部似有物梗阻,吞之不下,吐之不出;胃脘隐痛,喜温喜按;食欲不佳,神疲乏力,大便溏薄;舌淡胖,苔薄白,脉细弱。胃镜检查提示反流性食管炎。证属脾胃虚弱,肝气犯胃。

【治则】益气健脾,降逆和胃。

【处方】炙黄芪 30 克,党参 15 克,白术 15 克,柴胡 9 克,枳壳 15 克,香附 15 克,旋覆花 12 克,降香 10 克,蒲公英 30 克,乌贼骨 30 克,浙贝母 12 克,半夏 9 克,陈皮 9 克。

同时嘱咐患者进食后不宜立即平卧,睡前 3 小时避免进食。

患者服用1周后，反酸、烧心症状略有减轻，咽部异物感稍缓解，精神状态有所改善。持续服用8周后，诸症显著减轻，复查胃镜显示食管黏膜损伤修复良好。后续以健脾养胃之剂调理善后，病情稳定。

按 本案患者素有脾胃虚弱病史，脾胃之气本就不足。脾胃主运化，脾胃虚弱，运化功能失职，水谷精微不能正常输布，气血生化无源，故而出现食欲不佳、神疲乏力等症状。而脾胃运化水湿功能失常，则会导致水湿内停，反映在舌象上为舌淡胖，提示体内有湿邪。

同时，患者近期因家庭琐事情志不舒，肝主疏泄，情志不畅易致肝气郁结。肝属木，脾胃属土，木克土。肝气郁结，疏泄功能失常，横逆犯胃，导致胃失和降，从而出现反酸、烧心等症状。胃失和降，气机上逆，痰气交阻，滞于咽部，表现为咽部似有物梗阻，吞之不下，吐之不出。胃脘隐痛、喜温喜按，进一步表明脾胃虚寒，阳气不足，不能温煦胃脘。大便溏薄也是脾胃虚弱，不能正常运化水谷，水湿下趋大肠的表现。综合患者的症状、舌象和脉象，辨证为脾胃虚弱、肝胃气逆。

针对此病机，选用胃康2号加减，多用参芪健脾，增强脾胃运化功能。依据患者的症状、舌象、脉象，准确辨证，注重整体观，不仅关注患者局部的食管病变，亦未囿于"酸多即制酸"之标治，未因"肝郁"而过用辛燥，而是以补土为本、疏肝为佐，使中气健则浊阴自降，肝气舒则胃络自和，深合"治中焦如衡，非平不安"之旨。诸药共用，共奏益气健脾、降逆和胃之效。

第二章 临床医案

第一节 消化系统疾病

呕 吐

方某,女,48岁。

初诊 2019年12月10日。

【主诉】呕吐纳减半个月。

【现病史】有尿毒症,目前在血透中;有肾性贫血、高血压、糖尿病、萎缩性胃炎。胃脘经常痞胀,纳减,便溏,嗳气,面色不华、萎黄虚浮,骨节酸痛。近期心烦、焦虑、少寐。半个月来新增胃脘疼痛,干呕、吐涎沫,头痛欲裂,服西药疗效不显而来就诊。苔薄白腻,舌淡胖而润,脉细弦。血压136/82mmHg。证属肝胃不和,胃阳不振,浊阴不降。

【治则】温中健脾,和胃降逆。

【处方】吴茱萸6克,党参9克,干姜6克,半夏9克,山药15克,大枣15克,陈皮9克,茯苓15克,藁本6克,伏龙肝60克。7剂。

二诊

头痛见减,干呕、吐涎沫亦瘥,谷纳不多,大便稍成形,神疲乏力,自汗盗汗相间而出,苔薄腻,舌淡胖,脉细弦。仍以前法加减进之。

【处方】吴茱萸6克,党参9克,干姜6克,半夏9克,陈皮6克,茯苓15克,山药15克,櫓豆衣9克,藁本6克,炙甘草6克,白术9克,谷麦芽^{各}15克。14剂。

三诊

胃脘初舒,干呕、吐涎沫已撤,精神较爽,尿毒症尚在血透中,苔薄舌淡,脉细。属脾胃虚弱,肾精亏虚,拟调脾益肾,佐以清化。

【处方】炙黄芪15克,党参9克,白术9克,陈皮9克,熟地9克,当归9克,杜仲15克,菟丝子15克,益智仁9克,泽泻9克,茯苓9克,炙甘草6克,砂仁6克,大枣15克。14剂。

按 本例尿毒症,在血透过程中,因心烦、焦虑、失眠,纳减伴干呕、吐涎沫为主症,服西药无效而来就诊,苔薄白腻,舌淡胖而润,脉细弦。辨证为肝肾两虚,胃阳不振,肝气夹寒邪犯胃,浊阴上逆。

处方 以吴茱萸汤为主,加半夏、陈皮、伏龙肝温胃散寒、降逆止呕为先。伏龙肝又名灶心土,《本草便读》称其"味辛散逆以和中……呕家圣药,温脾而暖胃",故7剂知,14剂获效,干呕、吐涎沫、头痛均撤,胃脘得舒,纳谷亦增。

盖吴茱萸汤出自《伤寒论》,其主治有三个方面:

一为阳明病,脾胃虚寒,胃阳不振,浊阴上扰。《伤寒论》245条云:食谷欲呕,属阳明也,吴茱萸汤主之。

二为少阴病呕吐下利,四肢冷。《伤寒论》309条云:少阴病,吐利,手足厥冷,烦躁欲死者,吴茱萸汤主之。是少阴病,寒邪犯胃,浊阴上逆,以呕吐为主,虽下利必不甚剧,否则呕吐下利,四肢厥冷,非吴茱萸汤所宜,必四逆汤辈以救逆。

三是《伤寒论》378条云:厥阴病,干呕,吐涎沫,头痛者,吴茱萸汤主之。干呕、吐涎沫、头痛是肝胃寒邪挟浊阴之气上扰清窍所致。头为诸阳之会,三阳经皆有头痛,太阴、少阴二经之脉不上循头部,故无头痛。厥阴与肾脉之循会于巅,故均有头痛。《医方集解》云:吴茱萸为厥阴本药,故又治肝气上逆吐涎头痛之症。

尿毒症是多种基础病对肾功能造成的损害,胃痛、干呕、吐涎沫、头痛经治疗得到缓解仅是权宜之计,而肝脾肾之虚损、精血亏虚,非旦夕可愈,故改用益气健脾、养血温肾、化浊以调养先后天,方为治本之法。

嗳 气

申某,男,34 岁。

初诊 2021 年 3 月 23 日。

【主诉】嗳气频作半年。

【现病史】有胃炎史 5～6 年,多食则胃脘偶有胀痛及嗳气,纳可便调。每于多饮水或受凉则诱发嗳气频频发作,素喜热饮,手足欠温。半年多来,食后嗳气加重而来就诊。苔薄,舌淡胖齿印,脉濡细。证属脾胃虚弱,胃阳不振,气机升降失调。

【治则】健脾益胃。拟苓桂术甘汤合旋覆代赭汤加减。

【处方】茯苓 15 克,炒白术 15 克,肉桂 6 克(后下),炙甘草 9 克,旋覆花 12 克(包煎),苏梗 10 克,陈皮 6 克,半夏 9 克,香附 9 克,高良姜 6 克,大枣 15 克。7 剂。

二诊 2021 年 3 月 30 日。

嗳气稍减,胃脘间胀,纳可便调,苔脉同前。予 3 月 23 日原方加刀豆子 6 克,14 剂。

三诊 2021 年 4 月 28 日。

上药连续服用 1 个月,嗳气明显改善。该人系消防员,其中一次出警后,喝水较多,亦未诱发嗳气,纳可胃舒便调。苔薄,舌淡胖,脉细。拟调脾胃为主。

【处方】茯苓 15 克,炒白术 15 克,肉桂 6 克(后下),炙甘草 9 克,炒党参 15 克,陈皮 9 克,半夏 9 克,苏梗 10 克,砂仁 6 克(后下),大枣 15 克。14 剂。

四诊 2021 年 5 月 24 日。

服药 1 个月,近半个月来嗳气未作,胃舒纳可便通,苔脉同前。效不更方,原方加炙黄芪 15 克。嘱节饮食,慎起居。

按 该例素有胃脘胀痛史,以嗳气为症,但多于饮食不节、饮水多后及受凉加重,素喜热饮,虽为青壮年,而手足欠温,舌淡胖、脉细,辨证系脾胃阳虚,胃阳不振,阳虚不能化水而反停留为饮,致气机升降失调。《金匮要略·痰饮》云:"病痰饮者,当以温药和之,苓桂术甘汤主之,肾气丸亦主之。"经文示人若系脾胃阳气不振,则以苓桂术甘汤为主;若系肾气阳虚,则以肾气丸为主。本例为脾胃阳虚、胃阳不振为主,故以苓桂术甘汤合良附丸温阳化饮,加旋覆花、陈皮、半夏降逆和胃,嗳气明显改善后,又以苓桂术甘合四君子汤巩固之以善其后。

功能性消化不良

案 1

倪某,女,41 岁。

初诊 2013 年 4 月 2 日。

【主诉】食后腹胀满疼痛 5 月余。

【现病史】近 5 个月来进食后作胀,伴隐痛,卧床则可缓解。既往 10 年有类似症状发作多次。伴肢体酸楚乏力,大便 3 日一行,形体偏瘦。舌质淡,苔薄,脉濡细。既往胃镜检查未见异常发现。证属中气不足,升降失司。

【治则】益气升阳,升清降浊。

【处方】党参 15 克,炙芪 15 克,柴胡 6 克,当归 10 克,青陈皮^各 6 克,半夏 9 克,香附 9 克,熟大黄 9 克,郁李仁 10 克。7 剂。

二诊

食后脘胀存,痞满好转。纳呆,纳谷不馨。腑气欠畅,大便仍 3 日一行。舌淡,苔腻,脉濡细。仍以调补脾胃为主,加重通腑泻浊药以调畅中焦气机。

【处方】炙黄芪 15 克,党参 9 克,柴胡 6 克,半夏 9 克,当归 10 克,青陈皮各 6 克,姜川连 6 克,活芦根 30 克,枳实 9 克,泽泻 12 克,瓜蒌仁 15 克。7 剂。

三诊

药后脘痞胀痛已解,腑气亦通。仍以补中益气汤加减出入,间断服用近 3 个月,门诊随访,无不适主诉。

【按】患者素体虚羸,兼以劳倦伤脾,脾气既弱,中气下陷则健运不行。生化功能失职而脘痞、嗜卧、肢体酸楚、便秘诸症乃现。清阳不升,浊阴不降,病气乃生,法当补脾。脾气既旺,则脏腑清阳之气升举,气虚下陷之疾愈矣。此外,初剂后腑气不通仍存。叶天士有论:"腑宜通即是补,濡润胃下行。"因此,二诊加理气通腑药后痞解而腑通,脾胃升降恢复正常。正如刘潜江云:"阳得正其治于上,阴自顺其化于下。"

案2

陆某,女,20岁。

初诊 2023年7月4日。

【主诉】反复胃脘不适3年,加重3个月。

【现病史】胃脘不适以胀满为主,可及两胁,进餐后加重。胃纳差,早饱。月经周期正常,有痛经,稍有血块,夜寐一般,二便尚可。腹平软,无压痛。舌淡红胖大,苔薄白,脉弦细。外院胃镜检查:慢性浅表性胃炎。证属肝脾不和,气血不调。

【治则】疏肝健脾,调和气血。

【处方】柴胡9克,薄荷6克,当归9克,赤芍9克,白芍9克,丹参9克,丹皮9克,栀子6克,香附9克,川楝子9克,延胡索15克,茺蔚子9克,桃仁15克,木香9克,陈皮9克,青皮9克。7剂,水煎400毫升,分二次温服。

二诊 2023年7月11日。

诉胃胀稍减,然餐后胀满仍甚,偶有嗳气,纳一般,二便尚可,舌脉同前。

患者症缓而未已,肝气不舒,胃气不和。

【处方】原方加用苏梗9克、枳壳9克、焦楂曲[a]9克以增强理气和胃之功。

三诊 2023年8月22日。

患者续方1月余复诊,诉胃脘胀满明显减轻,痛经也较前好转,现稍有口干、汗出,大便稍干,胃纳尚可,夜寐安,舌脉同前。

主症已缓,阴液稍有亏虚之象,故在加黄精、熟地之品以滋补阴液。

按 功能性消化不良是消化科的常见疾病之一。中医认为本病的发生多与肝、脾、胃相关,故而在治疗时亦以肝、脾、胃为核心。本案患者肝气不舒,气机凝滞,停于两胁,故见两胁胀满;横犯脾胃,脾胃气机不畅,运化不及,故见胃脘胀满不适;气病及血,血行郁滞,故而月经有块而疼痛。舌淡红胖大,苔薄白,脉弦细,均为肝脾不和之象。故用逍遥散为主方治疗。辅以

案 3

陈某,女,66 岁。

初诊 2024 年 7 月 23 日。

【主诉】胃脘胀满 10 余年,加重 2 月余。

【现病史】胃脘胀满,晚餐前为甚,得嗳气或矢气胀满可缓,偶有隐痛,鲜见泛酸,胃寒喜暖,口干口苦,平素情绪焦虑。胃纳一般,大便偏干,小便调,夜寐欠安。外院胃镜提示慢性胃炎伴糜烂。既往有纤维肌痛综合征。舌淡红,苔薄黄少,脉细。证属寒热错杂,气阴两虚证。

【治则】平调寒热,益气养阴。

【处方】半夏 6 克,黄芩 9 克,干姜 3 克,黄连 6 克,甘草 9 克,白芍 15 克,淮小麦 30 克,大枣 18 克,太子参 30 克,北沙参 15 克,玉竹 15 克,石斛 15 克,瓦楞子 30 克,栀子 6 克,佛手 9 克,木蝴蝶 6 克,预知子 15 克,紫苏梗 9 克。14 剂,水煎 400 毫升,分二次温服。

二诊 2024 年 8 月 20 日。

患者服药 2 周后自觉诸证有所减轻,续方 14 剂。胃脘胀满隐痛减轻,然口干口苦仍有,舌脉同前。

患者口干口苦仍存,上方加姜竹茹 9 克、芦根 30 克,连服月余而愈。

本症患者舌淡红,苔薄黄少,脉细皆为气阴不足、寒热互结之象。

【按】本案患者年老久病脾胃亏虚,中阳不运,故见胃脘畏寒胀满隐痛;气机不畅,阻滞中焦,则见嗳气矢气后得舒;肝郁不舒,气机不畅,郁而化热,气逆上犯,故见反酸;热伤阴液,故见口干口苦便艰。终成寒热错杂、阴阳不和、气机紊乱一证。《明医指掌》有载:"痞者,否也,不通之意,由阴伏阳蓄,气血不运而成……有中气不足,不能运化者;有饮食痰结,不能施化者;有湿热太甚而成者,当随证分消。"故治疗上选用半夏泻心汤为主方寒热互用以和阴阳,苦辛并进调升降,补泻兼施顾虚实。同时配伍诸多疏肝健脾之品,以增强疏肝理气、健脾和中,全方共奏平调寒热、益气养阴之功。

案 4

黄某,女,56岁。

初诊 2023年8月8日。

【主诉】胃脘隐痛6余年加重2周。

【现病史】胃脘隐痛反复发作,近2周复发加重,遇寒则甚,平素畏寒,喜热饮,得温痛减,大便日行2～3次,质稀,纳少,面黄体瘦,舌质淡,苔薄白,脉细弦。2023年3月胃镜检查示慢性浅表性胃炎伴轻度糜烂;病理检查示炎症(++),萎缩(-),肠化(-),异型增生(-)。证属脾胃虚寒。

【治则】温中补虚,缓急止痛。

【处方】炙黄芪15克,桂枝9克,白芍30克,炙甘草9克,大枣15克,干姜6克,党参15克,茯苓30克,炒白术15克,柴胡9克,延胡索15克。7剂。

二诊 2023年8月15日。

药后胃脘隐痛次数减少,畏寒好转,胃纳增加,大便仍日行2～3次,便溏,舌质淡,苔薄白,脉细。

【处方】上方加山药15克、白扁豆15、陈皮9克、砂仁6克、莲子15克。14剂。

三诊 2023年8月29日。

胃隐痛消失,胃纳可,大便成形,仍有乏力,怕冷,舌质淡红,苔薄白,脉细。

【处方】上方加黄精15克、菟丝子15克。14剂。

【按】本例功能消化不良患者以上腹痛为主要表现,中医属于胃脘痛,明代医家张景岳在《景岳全书·杂证谟》指出:"凡病心腹痛者,有上中下三焦之别,上焦者,痛在膈上,此即胃脘痛也。"本例患者胃痛遇寒痛甚,得热则减,舌质淡、苔薄白主寒,脉细弦,脉弦主痛亦主寒,四诊合参呈脾胃虚寒之象,故温中补虚是其治疗原则。

所用主方为黄芪建中汤,黄芪建中汤是在小建中汤中加入黄芪而成,重在温中补虚,辅以四君子汤重用补气健脾,再佐柴胡、延胡索疏肝止痛,服药后病人寒痛均减。二诊仍有大便溏而多,系因脾虚湿渗所致,加以参苓白术散健脾化湿。三诊时患者胃痛大减,大便成形,纳食转好,但仍有乏力肢冷,脉象但细无弦,究其胃痛根源,寒邪之痛乃一时表象,脾肾阳虚实为根本,故于原方再加黄精和菟丝子补益脾肾，以收全功。黄精偏于养阴，菟丝子偏于温阳，二药合用，共奏补肾之功而无滋腻、温燥之虞，临床疗效明显。总体来讲胃脘痛的治法，虽有"通则不痛"的原则，但决不应限于"通"之一法，临证之时，应运用四诊八纲，详加审察，根据病者的不同情况，确立恰当的治疗方法。

胃食管反流

案 1

乔某，女，42 岁。

初诊 2020 年 9 月 20 日。

【主诉】嘈杂，胸骨后灼热感 4 个月。

【现病史】4 个月前一度过食肥甘，继而出现空腹时嘈杂，胸骨后灼热感，得食则胀，得嗳则舒，咽部异物感，情志不畅症状加重。胃纳欠佳，大便尚可，或间日一行。2022 年 8 月胃镜示浅表性胃炎伴糜烂、反流性食管炎（LA-A）、贲门息肉；病理示炎症（＋），萎缩（＋），肠化（＋）；腹部 B 超（－）。苔腻，舌嫩红，脉细弦。证属肝气不舒，横逆犯胃。

【治则】疏肝解郁，行气消痞。

【处方】柴胡 9 克，苏梗 12 克，枳壳 15 克，厚朴 9 克，青陈皮各 9 克，炒白术 15 克，炒白芍 15 克，香附 9 克，香橼皮 9 克，玉蝴蝶 6 克，吴茱萸 3 克，炒黄连 6 克，佛手 9 克，八月札 15 克，路路通 15 克，沉香曲 6 克。7 剂。

二诊

1 周后复诊，胀稍减。近增咽中黏痰，咳之尚爽，纳可，间有烧心，大便量少。

【处方】上方加瓜蒌皮 15 克、浙贝母 9 克、火麻仁 30 克、桂枝 9 克，14 剂。

三诊

胀嘈黏痰均减，大便艰涩似栗，苔薄舌腻。

【处方】上方加肉苁蓉 30 克、槟榔 6 克，水煎服，14 剂。

诸症消失，病情稳定。

按 本例患者饮食不节,情志不舒,肝气郁结,横逆犯胃,胃气失于和降,而见食后作胀、得嗳则舒、空腹嘈杂等症。治以疏肝解郁,行气消痞。方用柴胡疏肝散合左金丸加减。方中柴胡、香附、枳壳、青皮、香橼皮、佛手、八月札、路路通诸药联用,疏肝解郁,行气消痞。肝体阴而用阳,伍以炒白芍养血柔肝,涵敛肝阳肝气,以防疏泄太过。

吴茱萸、炒黄连配伍源于左金丸,出自《丹溪心法》,原方中黄连为君药,用量六两,既可清泻肝胆之火、清胃中之热,又可清泻心火,寓"实则泻其子"之意。吴茱萸其性温热,主入肝经,一方面条达肝气,以疏解肝经之郁火,另一方面与黄连相配伍增强清泻肝火、降逆止呕之功,同时制约黄连之苦寒。全方配伍特点为辛开苦降,寒热并用。明代医家吴崑《医方考》曰:"左金者,黄连泻去心火,则肺金无畏……吴茱萸味辛性热,故用之以为反佐。"此例通过辨证论治,调整两药的用量比例,泻火而不至凉遏,降逆而不碍火郁,相反相成,胃气得降,则诸症自愈,用于治疗多种消化系统疾病。

二诊,增咽中黏痰,咳之尚爽,大便量少。肺与大肠相表里,以原方加浙贝母清热化痰、止咳散结,瓜蒌皮清热涤痰、宽胸散结、润肠,火麻仁润肠通便。此外,宗"病痰饮者,当以温药和之",加桂枝温通经脉,助阳化气,平冲降气,以助痰饮水湿代谢。三诊,大便艰涩似栗,以原方加肉苁蓉温阳通便,槟榔行气消积。后诸症消失,症情稳定。

案2

吴某,女,66岁。

初诊 2021年4月30日。

【主诉】胃反酸、嗳气数年。

【现病史】患者数年前开始出现空腹时反酸,嗳气,烧心,反流,嘈杂,胃痞胀满,神疲乏力,失眠多梦,食欲不振,消瘦,便溏。1年前胃镜显示,反流性食管炎,慢性浅表胃炎。舌淡胖,舌尖红,苔薄,脉细弦。证属气阴不足,胃气上逆。

【治则】健脾益气,和胃降逆。

【处方】太子参30克,炙黄芪9克,生白术9克,柴胡9克,枳壳15克,白芍18克,香附15克,旋覆花9克,蒲公英30克,半夏9克,陈皮6克,乌贼骨 30 克,浙贝母 9 克。7 剂。

二诊

患者服药后反酸、烧心、嗳气改善,夜寐多梦易醒。舌脉示,舌淡,苔薄,脉细弦。

【处方】原方加当归 9 克、酸枣仁 15 克、远志 9 克、白扁豆 15 克、山药 15 克、熟地 15 克。14 剂。

按 反流性食管炎属中医学"吞酸""嘈杂""胸痹"范畴,其病机多责于肝胃失和、气机逆乱。然临证不可仅执"胃气上逆"一端,当详辨虚实寒热。本案患者症见反酸烧心、胸胁胀痛、嗳气频作、食少倦怠、舌淡暗苔薄白、脉弦细,乃脾胃虚弱、肝郁气滞并存之证。脾胃亏虚则中焦斡旋失职,肝失疏泄则气郁化火,横逆犯胃,胃失和降而酸浊上泛,灼伤食管,终成"虚中夹滞、寒热错杂"之候。

本案未囿于"酸多即制酸"之标治,亦未因"肝郁"而过用辛燥,而是以补土为本,疏肝为佐,使中气健则浊阴自降,肝气舒则胃络自和,深合"治中焦如衡,非平不安"之旨。凡治此类宿疾,当着眼"肝脾同治、升降相因",既补脾胃之虚以固堤坝,又疏肝胆之郁以导逆流,方能标本兼得,久安长治。

案 3

李某,女,28 岁。

初诊 2024 年 8 月 20 日。

【主诉】反酸 2 月余。

【现病史】口干口苦,咽部时或有异物感,外院胃镜提示浅表性胃炎、反流性食管炎,Hp(＋),后行杀菌治疗。然杀菌治疗后反酸情况未减,仍需服用质子泵抑制剂(PPI)控制症情。平素易紧张,胃纳一般,二便尚可,夜寐欠安,月经淋漓。既往有慢性结肠炎病史。相关查体未见阳性体征。舌偏红,苔薄腻,脉细。证属吐酸病,肝郁化热,脾气亏虚,胃气上逆。

【治则】疏肝解郁清热,理气健脾和胃。

【处方】柴胡 6 克,白芍 15 克,白术 9 克,当归 9 克,牡丹皮 9 克,栀子 6 克,香橼 9 克,香附 9 克,郁金 9 克,鸡内金 9 克,山药 15 克,莲子 15 克,甘草 9 克,大枣 9 克,薄荷 6 克,淮小麦 30 克,黄连 3 克,吴茱萸 3 克,合欢皮 15

克。14剂。

二诊 2024年9月3日。

患者诉反酸口苦稍减,然进餐后仍较为明显,舌脉同前。脾胃亏虚,运化不及,故餐后症状明显,故于上方加焦楂曲以增强健脾消食之功。

三诊 2024年9月20日。

患者情绪较前舒缓,诉反酸、咽喉不适发作频率明显减少,近日大便偏稀,舌脉同前。

患者诸证皆减,此方已然收效,现大便偏稀,故减原方中丹皮、薄荷、淮小麦、大枣、合欢皮等品,加茯苓、防风、羌活等以健脾渗湿止泻。

按 本案患者平素易紧张,肝气失于疏泄,调达不及,郁滞中焦,横犯脾胃,胆汁随胃气上逆,故见反酸;气滞郁久而化热,火势上炎则见口干口苦,舌偏红;思郁气结,故见咽喉不适;月事亦需肝气调达推动,肝郁不舒则月事不爽。脉细则为脾气亏虚之象。方选丹栀逍遥散和甘麦大枣汤加减。逍遥散肝脾同调、理气和血,《太平惠民和剂局方》载,其可治病症近20种,堪称"和剂"第一方。逍遥散基础上加丹皮、栀子即丹栀逍遥散,主治肝郁血虚、化火生热之证。

临证凡属气机郁滞,尤其是兼脾虚者,常同用郁金、鸡内金以理气解郁化瘀而不伤脾胃,祛邪而不伤正气,屡获良效。郁金功善行气化瘀,清心解郁,利胆退黄。鸡内金善消食导滞,健脾益胃。张锡纯在《医学衷中参西录》中说"鸡内金,鸡之脾胃也。中有瓷石、铜铁都能消化,善化瘀积可知……用鸡内金不但能消脾胃之积,无论脏腑何处有积,鸡内金皆能消之",并指其为"消化瘀积之要药,更为健补脾胃之妙品,脾胃健壮,益能运化药力以消积也"。方中使用鸡内金一味,可谓是点睛之笔。

胆汁反流性胃炎

案1

马某,女,50岁。

初诊 2022年8月9日。

【主诉】胃脘胀痛3个月。

【现病史】有糜烂性胃炎、胆石症史,近2~3个月来,心情抑郁引发胃脘胀痛,累及两胁掣痛,口苦泛酸,嘈杂灼热,消谷善饥,时索食方舒,尤以口苦为甚,口干心烦少寐,时有肠鸣便泄,日行3~4次。2022年7月胃镜检查显示糜烂性胃炎伴中度胆汁反流;病理结果显示炎症(＋＋),萎缩(＋),肠化生(＋)。苔薄黄,舌嫩红少津且干,脉细弦。证属肝胆失疏,胆胃不和。

【治则】疏肝利胆,佐以清热和胃。

【处方】柴胡6克,薄荷6克,当归9克,炒白芍15克,炒白术9克,广郁金9克,金钱草30克,生山栀9克,吴茱萸3克,炒黄连6克,生石膏15克,知母9克,干地黄15克,生甘草6克,姜竹茹9克,活芦根30克。7剂。

二诊

上药服后,无明显不适,苔脉同上,仍嘱上方加减续服月余。

三诊

心情较舒,胃脘嘈杂、灼热反酸明显改善,饮食趋于正常,大便初成形,然口苦口干尚存。苔薄,舌嫩红且胖少津,脉细弦。

【处方】太子参30克,北沙参15克,广郁金9克,金钱草30克,莪白术各9克,山药15克,黄精15克,吴茱萸3克,炒黄连6克,玉竹15克,生山栀9克,姜竹茹9克,活芦根30克。14剂。

四诊

上药加减连服2月余,胃脘初舒,纳可便调,口苦偶作。10月胃镜复查示糜烂性胃炎;病理结果示炎症(＋),余(－)。苔薄舌嫩红,脉细弦。仍以前方加减,以善其后。

【处方】太子参30克,北沙参15克,广郁金9克,金钱草30克,苏梗10克,山药15克,黄精15克,玉竹15克,白术15克,当归9克,炒白芍9克,蒲公英30克,白花蛇舌草30克,生山栀9克,佛手9克,香橼皮9克。7剂。

【按】初诊时,因情绪波动诱发,以口苦胁痛、胃脘灼热嘈杂、消谷善饥为主,故以丹枝逍遥散合黄连温胆汤,玉女煎三方加减,上症改善后,脾胃气阴之伤显露,改为益气健脾养阴之太子参、沙参、玉竹等,佐以清热之蒲公英、蛇舌草,疏理肝胆之郁金、金钱草以善其后。

案2

钟某,男,32岁。

初诊 2005年12月13日。

【主诉】胃脘隐痛3月余。

【现病史】3个月前因黑便诊为上消化道出血,经对症处理,出血控制并服用奥美拉唑胶囊、枸橼酸铋钾胶囊等,但胃脘胀痛未已,且有重坠感,少食则舒,大便溏薄、日行2～3次,精神疲乏。1个月前胃镜检查提示:胃窦炎,十二指肠球炎,伴大量胆汁反流;病理提示:炎症(＋＋＋),活动(＋),肠上皮化生(＋);B超提示:肝胆(－)。目前胃脘胀痛隐隐,知饥思食,而食后胀痛加重,嗳气频频,少食则舒,形体消瘦,时有嘈杂吞酸,大便溏薄,日行2～3次,且多伴不消化食物。舌淡胖,苔薄白,脉细。证属脾胃气虚。

【治则】益气健脾,佐以理气和胃。

【处方】党参15克,白术15克,青皮6克,陈皮6克,半夏10克,苏梗10克,枳壳20克,吴茱萸3克,炒黄连6克,广木香6克,炙木瓜10克,炙甘草10克,炒谷麦芽各20克,煅海螵蛸30克。14剂。

二诊

胃脘胀痛见减,唯大便仍溏,日行2次。

【处方】原方加山药12克、炒扁豆10克,14剂。

三诊

上方服用近月,胃脘胀痛已撤,纳增,便调,时有嗳气。仍以益气健脾,以善其后。

【处方】党参15克,苍白术各10克,青陈皮各6克,半夏10克,苏梗10克,茯苓10克,木香5克,炙甘草10克,炙乌梅5只,旋覆花10克。14剂。

服药3个月后,体重增加1千克。胃镜复查提示:浅表性胃炎,未见胆汁反流;病理提示:炎症(＋＋)。

按 胆汁反流性胃炎属中医学"胃脘痛""痞满""呕胆"等范畴,其病机多责于肝胆失疏、胃失和降,然临证不可囿于"胆热犯胃"之常法。本例患者病程迁延,症见脘腹胀满、纳呆嗳气、倦怠乏力、舌淡苔白腻等,乃脾胃虚弱为本,气滞痰湿为标,属虚实夹杂之证。脾胃居中焦,为气机升降之枢,若中气不足,则脾失健运而湿聚成痰,胃失和降而浊阴上逆,肝木乘虚克土,胆液不循常道,反流入胃,终致气、湿、热交阻中焦。

方以党参、白术为君,补中益气以复脾运;辅以陈皮、半夏理气化痰,苏梗、枳壳和胃降逆;更增木香芳香醒脾,行气化湿。全方补而不滞,通而不伤,标本兼顾,契合"脾虚气滞"之核心病机。本案谨守病机,未因"胆汁反流"而妄用苦寒攻伐,反以甘温调中为主,佐以辛香流动之品,使脾健则湿化,气顺则胆降,充分体现中医"治病求本"之精髓。凡治此类顽疾,当以调和升降为要,既需健运中州以复其枢,又当疏利肝胆以断其源,方能收桴鼓之效。

案3

郑某,女,32岁。

初诊 2005年10月7日。

【主诉】胃脘疼痛灼热8年。

【现病史】有胃病史7~8年,胃脘疼痛灼热,多于空腹及午夜发作,嘈杂痞满,得食则嘈痛见减,然食后则胀作,伴口苦、口干、嗳气、泛酸。10天前胃镜检查提示:糜烂性胃窦炎,大量胆汁反流;病理提示:炎症(＋＋＋),活动(＋),肠上皮化生(＋)。胃脘疼痛,多于空腹时发生,得食痛稍减,然食后脘胀,口苦、口干、泛酸,谷纳不馨,腑气不爽。舌红中剥,苔薄黄腻。证属肝胃不和,化热伤阴。

【治则】养阴柔肝,降气和胃。

【处方】北沙参30克,川石斛30克,芍药15克,生甘草10克,苏梗10克,旋覆花10克,枳壳20克,香橼皮10克,玉蝴蝶3克,吴茱萸3克,炒黄连6克,煅瓦楞30克,川楝子10克,延胡索10克,山栀10克。14剂。

二诊

服上药2周后,胃脘疼痛见减,嘈杂、口苦、痞满亦瘥,嗳气较舒,腑气仍欠通畅,肝胃初和,胃阴未复。仍以前法加减,更增通腑泄浊之剂继进。

【处方】北沙参30克,川石斛30克,芍药10克,生甘草10克,枳壳20克,苏梗10克,吴茱萸3克,炒黄连6克,香橼皮10克,旋覆花10克,瓜蒌仁15克,槟榔子皮各10克,黄芩10克。14剂。

三诊

2周后胀痛初撤,腑气亦爽。上方加减连续服用3个月,胃痛消失,寝食均调。胃镜复查提示,胃窦炎,未见胆汁反流;病理提示,炎症(++),肠上皮化生(-)。

按 本案中患者胃脘疼痛灼热、嘈杂、口苦、舌苔薄黄腻为肝火犯胃之证;气机郁滞,木不疏土而成木郁土壅,故见痞满脘胀、腑气不爽;胃气上逆,胆汁不循常道,故见嗳气、泛酸;火热灼伤津液,故见口干、舌红中剥。处方以北沙参、川石斛养阴生津、益胃清热;芍药柔肝缓急,配伍甘草酸甘化阴;枳壳理气宽中,化滞止痛;苏梗、旋覆花降气和胃;香橼皮、川楝子、延胡索疏肝理气止痛;黄连、吴茱萸清火和胃降逆;山栀清热泻火;玉蝴蝶清热舒肝和胃;煅瓦楞制酸止痛。二诊胃脘疼痛、痞满改善,但腑气欠通,故去川楝子、延胡索等,予槟榔子、槟榔皮下气消积;瓜蒌仁润肠通便;黄芩清热燥湿。

案4

印某,女,55岁。

初诊 2005年10月31日。

【主诉】胃脘作胀3个月。

【现病史】胃病多年,近3个月来食则胃脘作胀,累及右上腹,空腹时中脘嘈杂灼热,得食稍减,嗳气频频,口苦乏味,每于情绪波动及劳累则胀痛增,大便日行一次,苔薄舌淡,脉细弦。2005年9月2日胃镜检查提示,中度胆汁反流性胃炎,十二指肠球炎,糜烂性胃炎;病理提示,炎症(+++),活动(++),肠上皮化生(++),Hp(-);B超提示,胆囊壁毛糙。证属肝脾不调,胆胃不和。

【治则】疏肝利胆,调中和胃。

【处方】柴胡6克,枳壳30克,白芍20克,炙甘草6克,白术15克,炙黄芪30克,川桂枝6克,香附10克,苏梗15克,青皮10克,陈皮10克,煅海螵蛸30克,郁金20克,吴茱萸3克,炒川连6克,延胡索12克,川楝子10克。14剂。

二诊 2005年11月28日。

服药1个月,胃脘胀嘈明显改善,中脘疼痛尚存,久病化热,瘀热阻络。拟仍以疏肝利胆法,调中和胃,佐以清热和络。

【处方】柴胡6克,郁金20克,枳壳30克,炙黄芪30克,川桂枝6克,赤芍15克,白芍15克,莪术15克,丹参15克,桃仁15克,苏梗10克,延胡索

12克,九香虫10克,蒲公英30克,芙蓉叶30克,生山楂10克。14剂。

三诊

上药加减,连服4个月,中脘胀、嘈、痛均除,纳增便调,体重增加1.5千克。2006年5月7日胃镜复查提示,浅表萎缩性胃炎伴糜烂;病理提示,炎症(＋＋),萎缩(＋)。

按 本案患者胃疾日久,数月来每于情绪波动及劳累后胃脘不适,口苦乏味。《灵枢·四时气》云:"邪在胆,逆在胃,胆液泄则口苦,胃气逆则呕苦。"结合舌淡苔薄,脉细弦,均为肝郁气滞,胆胃不降之证;肝郁日久,蕴而化热,熏蒸胆腑,横逆脾胃,故见中脘、右上腹胀满不适。以柴胡、枳壳、香附、青陈皮、川楝子、郁金疏肝理气利胆。胃疾日久,脾胃之气耗伤,故诸症空腹为甚。遂以黄芪、桂枝、白芍、白术、甘草调中健脾柔肝。二诊时患者胃脘胀嘈改善,中脘疼痛尚存,可见中焦气机渐复,升降得调,然患者胃病日久,久病成瘀,瘀热不化而病症难解。因此用药上在前方基础上,以赤芍、莪术、丹参、桃仁活血化瘀通络,以蒲公英、芙蓉叶清化郁热,九香虫加强理气止痛。总之,本案患者发病涉及肝、胆、脾、胃四脏,当从"土木同病"角度论治,使肝气畅,胆气舒,脾胃和调,气顺络通,从而恢复四脏功能。

案5

侯某,女,42岁。

初诊 1984年11月16日。

【主诉】胃脘胀满1年余。

【现病史】胃病1年余,胃脘胀多发生于空腹及午夜,恶心内泛,时时泛吐清水,纳食不思,食后脘胀尤为明显。3个月前胃肠钡餐检查为"胃窦炎",于内科就诊后服用猴菇菌片及庆大霉素,症状未见明显好转。3日前胃镜检查为"胆汁反流性胃炎"而来中医治疗。口淡口苦,口干而不欲多饮,面色萎黄,苔薄腻,舌淡边有齿痕。脉濡细。证属中焦气虚,湿热内蕴。

【治则】益气升清,佐以清热泄浊安胃。

【处方】米炒党参4.5克,炙黄芪4.5克,炒白术6克,半夏6克,陈皮4.5克,柴胡3克,黄连3克,山栀9克,苏藿梗各6克,泽泻9克。14剂。

二诊

上药加减,服药 1 个月,口苦口干已愈,胃脘胀痛减半,纳食欠多,食后仍有脘胀,少食则舒,苔转薄,脉细,湿热初清,而中焦斡旋之机未复,治从益气升清为主。

【处方】党参 9 克,炙黄芪 9 克,白术 9 克,炙升麻 3 克,柴胡 4.5 克,陈皮 6 克,半夏 4.5 克,旋覆花 9 克(包煎),炒谷麦芽^{各} 9 克。14 剂。

守原意随证加减,连服 2 个月,诸恙悉平,纳谷亦馨。胃镜复查示胃窦部黏膜光滑,未见胆汁反流。

按 胆汁反流性胃炎,按其症状属"胃脘痛""痞""嘈杂"等范畴,其临床表现虽各有不同,但均系脾胃之机升降失调所致。究其失调原因,除脾胃本身失调之外,与肝胆关系尤为密切。揆度病因,本例系脾虚失运,胃气失降,兼夹湿热,故初以升阳益胃汤为主加减,待湿热得清,以中虚为主,则继进补中益气汤加姜半夏、旋覆花降气和中,升中有降,降中有升,以复其中焦旋运之机。升阳益胃汤是东垣根据《黄帝内经》"所生受病",土不生金,肺气受邪而创立的方剂。倪氏从临床实践体会,本方最适宜于脾胃虚弱,中气不足而挟湿热之症,是补中益气汤的一张变通方剂。(可参阅医话篇"升阳益气六方异同")

萎缩性胃炎

案 1

武某,男,64 岁。

初诊 2021 年 9 月 17 日。

【主诉】胃脘痞胀伴胃痛 10 余年。

【现病史】有胃炎史 10 余年,胃脘经常痞胀伴痛,纳呆。此次因 Hp 阳性抗炎治疗后,食后胃脘痞胀加重,谷纳不思,嗳气频频,吞酸嘈杂,口苦口干,得食则嘈杂减,喜暖。长期使用狗皮肚兜护胃,大便黏而溏,日行 2~3 次,半年来消瘦 2.5~3 千克,神疲无力。2021 年 9 月 2 日胃镜检查示,萎缩性胃炎伴糜烂;病理显示,炎症(+++),活动(++),萎缩(++),肠化生(++),Hp(+)。苔黄腻,舌胖边有齿印,脉细数。证属脾胃虚寒、湿热留滞，寒热错杂。

【治则】健脾温中，清热化湿。

【处方】半夏9克，炒黄芩9克，干姜6克，炒黄连6克，苏梗12克，枳壳9克，炒党参9克，炒白术15克，山药15克，茯苓15克，藿香12克，姜竹茹9克，芦根30克，炒谷麦芽各15克。14剂。

二诊

胃脘之胀见减，嗳气亦少，口干口苦亦微，谷纳稍增，大便仍溏，照前法，苔脉同前。

【处方】前方去竹茹、芦根，加莲子肉15克，14剂。

三诊

胃脘胀痛仅微，纳谷亦增，间有嗳气，大便初调，然中脘畏寒喜暖，每于空调直吹则胃痛，虽夏月亦喜狗皮肚兜护胃，保暖方舒。苔薄腻，舌淡胖齿印，脉濡细，湿热之邪犹未尽清，而脾胃虚寒显露，久病入络。拟方益气健脾，温中化瘀，佐以清湿之法。

【处方】炙黄芪15克，炒党参9克，棱莪术9克，半夏9克，炒黄芩9克，桂枝6克，赤白芍15克，丹参15克，水蛭6克，炒山药15克，炙甘草9克，大枣15克，白花蛇舌草30克，石见穿30克，砂仁6克，炙木瓜9克。

四诊

上方连续服用2月余，胀痛未作，纳可便调，体重亦增加2千克，苔薄脉濡细，方不更弦。

【处方】炙黄芪30克，生晒参9克，棱莪术9克，半夏9克，炒黄芩9克，桂枝6克，赤白芍15克，丹参15克，水蛭6克，白花蛇舌草30克，石见穿30克，芙蓉叶30克，木香9克，炙甘草9克，大枣15克。

连续服药至次年5月份。5月6日胃镜复查示，萎缩伴糜烂；病理示，炎症（＋），活动（＋），萎缩（＋），肠化生（＋）。胃舒，纳可便调，前方加减，继续治疗，以滋巩固之。

按 该例系萎缩性胃炎伴糜烂，病理肠化生（＋＋），Hp（＋），来诊时已行西药抗炎治疗，患者纳谷不思，食后胃脘痞胀加重，嗳气嘈杂，喜暖便溏，常年以狗皮肚兜护胃，半年来消瘦2.5～3千克，形体不丰，精神疲乏，显系脾胃虚寒，中阳失运的特征。此外，口苦口干，舌苔黄腻，也有湿热留恋的一面。在胃镜检查中,既有胃黏膜红白相兼,以白为主,白苔显露,也有黏膜充血糜烂,以及 Hp(+)。从临床特征以及胃镜检查,辨证系寒热错杂,虚中夹实。因此,该例治疗始终贯穿标本兼顾,清补兼施的原则。初诊投以半夏泻心汤辛开苦降,合参苓白术散健脾化湿,佐以竹茹芦根清胃中郁热,服药月余,胃脘胀痛明显改善,谷纳亦增,改为半夏泻心汤合黄芪建中汤加活血化瘀(水蛭、丹参、莪术)以及具有清热抗癌的白花蛇舌草、石见穿等。经半年的治疗,既取得临床特征的明显改善,在胃镜检查也有明显的效果。此例获效,不仅是中药的作用,本例治疗前已行抗生素治疗,其功亦不可没。

萎缩性胃炎伴肠化生的胃癌前期状态,西医目前尚无有效药物逆转,而中医辨证论治提高整体功能,多有逆转可能。然而,萎缩性胃炎病程长,临床特征改善早于病理改变,不能以临床特征一改善就停药,必须坚持继续服药,一般病理的改变多在半年至 1 年之间,只有临床症状改善,病理得以逆转,才是治本之道。

案 2

黄某,男,65 岁。

初诊 2023 年 7 月 4 日。

【主诉】胃脘胀痛 3 年。

【现病史】有萎缩性胃炎伴糜烂 2～3 年,以及胆石症史。胃脘经常胀痛,谷纳不多,食后胀增,累及右上腹部,嗳气稍减,间有嘈杂泛酸,口苦口干,大便艰涩,间日而行。2 个月前胃镜检查显示,萎缩性胃炎伴糜烂,贲门炎;病理显示,炎症(++),活动(++),肠化生(++),不典型增生(+)。苔薄黄腻,舌嫩红,脉细弦。证属脾胃虚弱,胆胃湿热不清。

【治则】疏肝利胆,清热化湿为先。

【处方】柴延胡^各 15 克,郁内金^各 9 克,金钱草 30 克,苏梗 10 克,枳壳 15 克,川厚朴 9 克,半夏 6 克,炒黄芩 9 克,太子参 30 克,莪白术^各 9 克,姜竹茹 9 克,芦根 30 克,瓜蒌仁 30 克,蒲公英 30 克,白花蛇舌草 30 克。14 剂。

二诊

胃脘之胀稍减,谷纳未增,腑气仍艰涩不行,苔脉同前。

【处方】上方加郁李仁 9 克、焦楂曲^各 9 克。

三诊

上方服药近2个月,胃脘之胀已微,谷纳亦增,大便已转为间日较爽,口苦口干亦减,苔薄,舌嫩红,脉细弦。湿热初减,胆胃之虚气阴之伤未复,久病入络。拟益气健脾,养阴清热化瘀之法。

【处方】生黄芪30克,太子参30克,北沙参15克,棱莪术^各15克,当归9克,赤白芍^各15克,水蛭6克,丹参15克,桃仁15克,郁内金^各9克,白花蛇舌草30克,石见穿30克,芙蓉叶30克,苏梗10克,木香6克。14剂。

四诊

上方加减连续服药至2024年2月。复查胃镜示,萎缩性胃炎伴糜烂,食管下端炎症;病理示,炎症(+),活动(+),肠化生(+),不典型增生(-)。胃脘已舒,纳谷亦可,仍以前法加减,以资巩固之。

按 该病例是萎缩性胃炎糜烂伴不典型增生(+),有胆石症史。除胃脘痞胀,纳谷不多外,尚有右上腹胀痛,口苦口干,便秘,苔薄黄腻,舌嫩红。治疗分两个阶段,第一阶段胆胃湿热不清,脾胃虚弱气阴两伤,以疏肝利胆、清化湿热、和胃为主,佐以益气养阴。待胃胀减,纳谷增,大便行后,第二阶段可以益气健脾化瘀清热为主,以黄芪、太子参益气健脾养阴,辅以水蛭、丹参、莪术等活血化瘀,清热并具有抗癌的白花蛇舌草、石见穿。经过近8个月的治疗,取得了临床症状的改善,并逆转胃黏膜不典型增生。

案3

王某,女,60岁。

初诊 2021年12月14日。

【主诉】食后胃脘痞胀7年余。

【现病史】萎缩性胃炎伴糜烂7~8年,谷纳不馨,食后胃脘痞胀,得嗳气稍舒,继而依然。形体日渐消瘦,诉1年来体重下降2.5~3千克,胃脘喜热,卧床则胀痛减而舒,朝轻暮重,不耐于劳,神疲无力,大便艰涩似栗,数日一行。1周前胃镜检查显示,萎缩体糜烂;病理显示,胃角炎症(+),肠化生(++),不典型增生(+),Hp(-)。苔薄微黄,舌淡胖、齿印,脉濡细。证属中气虚陷,湿热尚留。

【治则】益气健脾,升清降浊,佐以清化。

【处方】生黄芪 15 克,生晒参片 6 克,苍白术^各 9 克,柴胡 6 克,炙升麻 9 克,枳壳实^各 9 克,川朴 6 克,半夏 6 克,炒黄芩 9 克,肉苁蓉 30 克,苏梗 10 克,生麦芽 15 克,白花蛇舌草 30 克。7 剂。

二诊

药后无明显不适,胃脘之胀似有松动,空腹尚舒,苔脉同前。

【处方】上方加当归 9 克、丹参 9 克、水蛭 6 克。14 剂。

三诊

上方加减,连续服 2 月余,胃脘尚舒,纳增便通,体重增加 2～2.5 千克。苔薄,舌胖齿印,脉濡细。

【处方】炙黄芪 30 克,生晒参片 6 克,棱莪术^各 15 克,柴胡 6 克,炙升麻 6 克,川桂枝 6 克,赤白芍 15 克,当归 9 克,丹参 15 克,桃仁 5 克,水蛭 6 克,白花蛇舌草 30 克,石见穿 30 克,木香 9 克,炙甘草 9 克,大枣 15 克。

四诊

上方连续服 5 个月后胃镜检查显示萎缩体糜烂;病理显示炎症(+),萎缩(+),肠化生(+),不典型增生(-)。胃脘尚舒,纳可便通,精神较前为振。苔薄,舌淡胖齿印,脉濡细。仍嘱前方加减以巩固之。

按 本例萎缩性胃炎伴糜烂、不典型增生(+),系属胃癌前期状态。主症为纳呆痞胀,消瘦,便秘,卧床则舒。辨证为脾胃虚弱,气虚下陷,清浊升降失调。初诊拟补中益气汤升提阳气,加枳实、厚朴,意在行气导滞,药后胃舒,说明药证相符。因久病入络,气虚脏腑失调,故加入活血化瘀的水蛭、丹参等,治疗 4 月余,纳增胃舒,便通,体重增加 2～2.5 千克。后重用黄芪,减去行气导滞之枳实、厚朴,即以我院之验方丹芪莪术汤(胃康 4 号)为主。加减前后服药 8 月余,临床症状明显改善,胃镜复查示不典型增生(+)逆转为阴性,萎缩性胃炎癌前状态治疗有效,尚需维持治疗,以上方加减巩固之。

案 4

杨某,男,63 岁。

初诊 2023 年 7 月 25 日。

【主诉】纳少、脘胀、嘈杂、乏力 7 年余。

【现病史】慢性胃炎 7～8 年,偶有食后微胀,间有空腹嘈杂,得食则减,喜暖,纳谷不多,大便尚调。然精力疲乏,不耐于劳,腰膝酸楚,患者以为与年龄有关。6月20日胃镜报告显示,反流性食管炎,萎缩性胃炎(C3);病理报告显示,炎症(++),萎缩(++),肠化生(++),不典型增生(+)。由友人介绍来诊,苔薄舌淡胖、边有齿印,脉濡细。证属脾胃内伤,中阳不运,气血不和,胃络失于滋养温煦。

【治则】益气健脾,调中和血,佐以清利。

【处方】炙黄芪18克,炒党参9克,棱莪术各15克,川桂枝6克,赤白芍各15克,当归9克,丹参15克,桃仁15克,水蛭6克,白花蛇舌草30克,石见穿30克,苏梗10克。14剂。

二诊

药后无明显不适,然夜寐欠安,苔脉同前。

【处方】7月25日原方加熟地15克、杜仲15克、白茯苓15克。

该方加减连续服用6个多月,于2024年2月6日复查胃镜示萎缩性胃炎伴糜烂;病理报告示炎症(+),萎缩(+),肠化生(+),不典型增生(-)。

三诊 2024年2月20日。

胃脘偶胀,纳可便调,精神较前为舒,苔薄舌淡胖,脉细,病虽见减而未已,仍以前法加减续进以巩固之。

按 该病例慢性胃炎多年,偶有食后胃脘微胀,空腹间有嘈杂,临床症状不甚明显,胃镜检查出现不典型增生而引起重视。临床确有症状不明显而检查有问题,甚至检查胃镜时发现胃肿瘤亦不少见。然亦有部分患者胃镜检查不严重,而临床主诉多多,因此对待疾病,既要重视临床主诉,更要重视现代检测手段,方不致挂一漏万。

本例除胃部轻微症状外,尚有精神易疲乏,易外感,腰膝酸软喜暖,苔薄,舌淡胖,脉细,显系脾胃内伤,元气已虚,病久瘀热内生,脉络失温煦滋养。治疗以倪氏验方丹芪莪术汤为基本方,合建中汤,加虫类水蛭及活血化瘀药,辅以具有抗癌防癌的白花蛇舌草、石见穿等。经过近7个月的治疗,胃镜复查示不典型增生(+)逆转为阴性,胃黏膜萎缩、肠上皮化生亦从中度减为轻度。临床体征、精神亦较前为振,原易外感亦少发生,说明本方治疗有提高机体抗癌的能力,可以达到扶正祛邪的目的。

幽门不完全性梗阻

一、攻积导滞,降逆止呕

案 1

王某,男,26 岁。

初诊

【主诉】反复呕吐 1 周。

【现病史】有胃病史 7~8 年,先后 3 次黑便,1979 年胃肠钡餐检查为"十二指肠球部溃疡"。入院前 5 日,中上腹胀痛,不能进食,并吐出大量食糜,急诊给予解痉及补液后返家。第 2 日未加调摄,饮酒后痛、呕又作,再次急诊,给予插胃管、抗炎及补液,留观 2 天,症减回家。回家后食入仍频繁呕吐,第 3 次来院急诊,检查时胃部可闻及明显振水音,诊断为"幽门不完全性梗阻",于 1981 年 2 月 20 日收入中医病房。饮食不节,食积留滞,脾胃损伤,运化失职,胃气失降而上逆,以致呕痛俱作,苔黄腻,脉弦滑。证属食滞内停,若不消食导积,胃气岂能通降。

【治则】攻积导滞,降逆止呕为先。

【处方】枳实 6 克,川厚朴 6 克,生大黄 3 克,焦楂曲^各 9 克,姜川连 3 克,姜半夏 9 克,姜竹茹 9 克,芍药 12 克,陈皮 6 克。水煎服。上药服 2 剂。

服药期间,泻下 3 次,胃痛及呕吐改善,胃部未闻振水音,继以六君子汤加减善后。

二、清热泻火,泄浊止呕

案 2

王某,男,73 岁。

初诊

【主诉】中上腹作胀 6 日,伴呕吐 2 日。

【现病史】胃病史 10 余年,偶有泛酸。1977 年曾因黑便昏厥,经对症处理后未做任何检查。20 多年来,每日饮高粱酒 100 多毫升。近 5~6 日来,酒食不思,稍食即吐,四肢酸软。入院前 2 天曾呕吐咖啡色内容物 2～3 次,约 200 毫升,大便素艰,今反溏泄,日行 2～3 次,因上厕所时昏厥出冷汗,送来急诊。大便隐血(＋＋＋＋),胃有明显振水音,血压 110/70 mmHg,心率 110 次/分,律齐,血红蛋白 78 g/L,诊断为"十二指肠球部溃疡伴出血、幽门不完全性梗阻",随即于 1981 年 5 月 14 日收入中医病房。诊见苔黄腻,舌边尖红,脉弦数,口臭喷人,大便漆黑气秽。证属湿热久蕴,胃络损伤,胃气上逆则呕吐、呕血并作,下渗则为后血。

【治则】清热泻火,泄浊止呕。

【处方】黄连 6 克,黄芩 9 克,生甘草 3 克,山栀 9 克,枳实 4.5 克,姜竹茹 4.5 克,芍药 20 克。水煎服。

另取生大黄粉 3 克,白及粉 9 克,调匀,每日 3 次,每次 4 克,装胶囊吞服。

1 剂后,当晚大便 5 次,第 2 日呕停,大便转黄,胃部振水音消失,苔黄腻渐化,转为薄腻,舌转淡红,停用大黄粉、白及粉,原方巩固治疗 3 剂,诸症消失。后胃肠钡餐检查为"胃小弯溃疡"。

三、通阳化饮,温运止呕

案 3

周某,男,38 岁。

初诊

【主诉】胃痛伴呕吐 1 周。

【现病史】胃病史 15 年,形寒畏冷,喜热喜按,得食痛减,间有泛酸,胃肠钡餐检查为"十二指肠球部溃疡"。有黑便史 4～5 次。此次因 1 周前聚餐过饱,以致胃脘剧痛,纳食即吐,急诊时给予解痉止痛,稍停片刻后依然如故。检查胃可闻及明显振水音,诊断为幽门不完全性梗阻入院,于 1982 年 5 月 7 日入院。舌暗淡,边有齿痕,苔薄白腻。证属脾胃阳虚,饮滞不化。

【治则】通阳化饮,温运消导,佐以和营缓急。

【处方】桂枝 6 克,白术 9 克,茯苓 9 克,半夏 9 克,川芎 6 克,当归 9 克,芍药 30 克,甘草 6 克,干姜 6 克,延胡索 9 克,焦楂曲[各] 9 克。7 剂。

二诊

服药1周,痛停呕平,苔薄腻,给予半流质。胃镜检查为幽门前区明显充血、水肿、糜烂及溃疡,胆汁反流,饮滞初化。

【治则】益气健脾为主。

【处方】党参9克,白术9克,白芍9克,半夏9克,陈皮6克,苏梗9克,吴茱萸2克,炒川连2克,甘草3克,旋覆花9克。

服药10剂后,诸恙消失而出院。

四、和营解痉,缓急止呕

案4

张某,男,35岁。

初诊

【主诉】朝食暮吐2个月。

【现病史】胃病史4年余。入院前2个月,胃痛频频发作,进食后尤甚,伴腹胀,傍晚尤甚,直至呕尽方舒,因朝食暮吐,曾在外院按脾胃虚寒论治,先用理中汤,后用大半夏汤,治疗月余,症情未减而来本院诊治。外院钡餐检查为"十二指肠球部溃疡、幽门不完全性梗阻"。检查胃可闻及明显振水音,于1981年7月24日收入中医病房。舌淡,苔薄白,脉弦。前用温中无效,系幽门挛急,气结血凝,气机失调,胃气上逆。

【治则】调气和营,缓急止呕。

【处方】川芎6克,当归9克,芍药20克,甘草6克。

2剂后呕停,5剂后症状消失,未闻振水音,胃镜及胃肠钡餐检查为"十二指肠球部溃疡、幽门狭窄"。治疗1周后,饮食正常出院。

【按】幽门不完全性梗阻以胃气失降,上逆而致呕吐,属于中医"呕吐""胃脘痛"范畴。《素问·五脏别论》云:"六腑者,传化物而不藏,故实而不能满。"胃为六腑之一,以通为用,若由于饮食不节、受寒、劳倦等因素以致胃失通降之职,则为痛、为胀、为吐、为闭,治当以"通"为顺。通法含义深广,正如《医学正传》所云:"上逆者使之下行,中结使之旁达,是通也。虚者助之使通。寒者温之使通,皆属通之之法。"然调气以和血,调血以和气亦通也,故《临证指南·胃脘痛》门云:"通字须讲究气血阴阳。"《金匮要略》论治呕吐有朝食暮吐,暮食朝吐,脾胃虚寒之大半夏汤;有食入即吐之大黄甘草汤;有渴思饮水,痰饮为患之小半夏汤;有寒热错杂之半夏泻心汤。后人宗此大法,辨证施治,多可获效。如案1因饮食不节,积滞内停,脾胃损伤,食入即吐,以小承气汤加味攻积导滞、降逆止呕;案2长期嗜酒,湿热久蕴,胃络损伤,胃气上逆,以大黄白及合泻心汤取效。或曰年事已高,岂堪大黄之攻下清泄。《金匮心典》云:"……气逆不从,饮食入胃而气反出之矣,故以大黄通其便,使浊气下行浊道而呕吐自止,不然降之无益。"生大黄清热泻火,能凉血止血、导瘀下泄而止呕,药虽一味,用途各异。

另外尚应"谨守病机",知常达变。案3纳食即吐,理按实热论治,但因其喜热喜按、形寒畏冷,不可拘泥于"食入即吐"为实热之论,故按脾胃虚寒论治,投以苓桂术甘汤合归芎芍而取效。案4虽朝食暮吐,脘腹饱胀,温之无效,非寒可知,显示气结血凝于幽门,故以川芎、当归调气以和血,冀气通血活。《医方集解》称川芎、当归为佛手散,又名一奇散,治产后血虚头痛、胎死腹中,服此即下。配芍药、甘草缓急解痉,使胃气通降。后遇此症,常于辨证施治方中加入当归、川芎、芍药、甘草调气以和血,缓急解痉,多可获效。如案3在温中化饮的苓桂术甘汤中加当归、川芎、芍药、甘草获效。一得之见,不尽然也。

腹　痛

袁某,女,35岁。

【初诊】2020年6月16日。

【主诉】腹痛月余。

【现病史】患者于1个半月前因阑尾穿孔行切除术,术后一直腹痛。于1个月前再行腹腔炎性结节第2次手术,术后腹痛稍减未已,每于活动或走路时腹痛加重。纳可,食后脘胀,稍动则汗出心悸气浅,脱发较多,月经量明显减少伴消瘦,精神疲乏。舌薄腻,舌胖齿印、质嫩红,脉细。证属术后脾胃损伤,气血不充,湿热不清。

【治则】益气健脾理胃为主,佐以清化之法。

【处方】生黄芪9克,党参9克,炒白术9克,茯苓15克,陈皮6克,木香

6克,延胡索9克,焦楂曲各9克,苏梗10克,枳壳9克,红藤15克,败酱草15克,银翘各9克。14剂。

二诊

胃胀稍减,谷纳亦增,唯腹痛依然,且多自汗,精神疲乏,胃气初醒,而气血不充,营卫失和。拟建中法,以资生化之源。

【处方】炙黄芪15克,川桂枝6克,炒白芍18克,炙甘草9克,大枣15克,饴糖30克,当归9克,川芎6克,荜茇6克,延胡索9克,高良姜6克。14剂。

三诊

腹痛明显改善,仅于快走时尚有隐痛而已,纳谷亦增,苔脉同前。

【处方】上方去荜茇,加熟地15克、阿胶9克,14剂。

四诊

腹痛未作,纳可便调,夜寐粗安,心悸汗出亦微,精神较爽,体重增加1~1.5千克,苔薄舌淡脉细。拟调气血以巩固之。

【处方】炙黄芪15克,党参9克,炒白术9克,陈皮9克,当归9克,熟地15克,炒白芍9克,川芎6克,阿胶9克,女贞子15克,墨旱莲15克。14剂。

按 该例短期内2次手术,脾胃损伤,气血受耗,营血失和,活动或走路时腹痛由隐痛转剧,伴自汗、心悸、脱发等症。初诊时谷纳不多,食后脘胀,精神疲乏,且湿热余邪未尽,故以六君子汤加黄芪益气健脾理胃。佐以红藤、败酱草清化湿热余邪。二诊时,谷纳稍增,胃胀亦减,以腹痛、汗出、心悸为主,《金匮要略·虚劳》云"虚劳里急诸不足,黄芪建中汤主之"。本例为柔弱女子,不堪连续2次手术,气血两虚,营卫不调,其腹痛,属络脉失于温煦而痛,故按虚劳里急腹痛论治。改投黄芪建中汤温经散寒,佛手疏肝理气,当归、川芎理气止痛。王肯堂《证治准绳》云:"脾者……居四脏之中……生育荣卫,通行津液,一有不调,则荣卫失所育津液失所行,必以此汤温建中脏,是以此汤名焉……以胶饴为君,甘草为臣。桂辛热,辛散……芍药……酸收也……"尤在泾《金匮心典》云:"方以甘与辛合以生阳,酸得甘助而生阴,阴阳相生,中气自立,是故求阴阳之合者,必于中气,求中气之立者,必以建中也。"

泄 泻

案1

诸某,女,84岁。

初诊 1982年3月8日。

【主诉】腹痛泄泻1周。

【现病史】有慢性支气管炎感染、肺心病史多年。痰热素盛,咳喘迁延,日久未已,近因饮食不洁,腹痛泄泻,日行七八次,诊为"菌痢"。经用红霉素、氯霉素、庆大霉素等抗生素治疗1周,周余未愈,里急后重,且有黏冻,身热神烦,颧红,不思谷食。舌苔厚黄糙腻、质红少津,脉虚弦结代。证属气阴本亏,痰、热、湿、滞相互胶结。

【治则】清热化湿消导为先,佐以健脾清肠。拟葛根芩连汤合燮理汤加减。

【处方】煨葛根9克,淡子芩9克,川黄连3克,怀山药30克,杭白芍30克,金银花炭15克,生地榆9克,马齿苋15克,川石斛15克,焦楂曲9克,六一散15克(包煎)。3剂。

二诊

泄泻初停,纳食稍增,苔转薄黄,脉虚弦结代。湿热滞虽化未尽,而痰热久恋,气阴亏损。治拟益气养阴化痰为主,佐以清肠为辅。

【处方】太子参15克,南北沙参各12克,川石斛15克,苦桔梗4.5克,炙远志3克,炒银花15克,生地榆12克,香连丸6克(包煎),活芦根30克。3剂。

三诊

肠胃湿热已清,大便成形,唯两颧潮红,手足时有躁动。舌红绛少津,脉虚弦结代。邪去正伤,虚风挟痰热蠢动。治拟一甲复脉汤加减。

【处方】炙甘草9克,干地黄18克,杭白芍12克,大麦冬9克,生牡蛎30克(先煎),南北沙参各20克,胆南星6克,天竺黄9克,广郁金9克,石菖蒲9克,嫩钩藤12克(后下)。4剂。

服药4剂后,诸恙平息。

按 喘咳挟痢,痰、热、湿、滞相互胶结。《伤寒论》34条云:"……利遂不止……喘而汗出者,葛根芩连汤主之。"患者年事已高,泻痢近旬,若专事清热化湿,难免正气不支,故选用葛根芩连汤合张锡纯燮理汤,并重用山药。张氏云:"山药饶有补力而性略迟钝,与参芪之迅速者不同,"又云:"遇痢之挟虚与年迈者,山药恒用至一两或一两强。"余常遵此言而获益匪浅。二诊时痢虽止,而痢后痰热耗气伤阴显露,故取生脉散意加化痰清肠。三诊时不仅阴亏未复,而且虚风挟痰热蠢动,面颊潮红,时有躁动,邪少虚多,故取《温病条辨》一甲复脉汤加味,一以生牡蛎滋阴复脉,吴氏称用生牡蛎者,"复阴之中,有预防泄阴之弊,既能存阴,又涩大便,且清里之余热,一物而三用";二加菖蒲、郁金、胆星、竺黄清热化痰。

案2

张某,女,70岁。

初诊 2012年3月1日。

【**主诉**】腹痛腹泻2周。

【**现病史**】胆囊术后7年余,伴萎缩性胃炎、胆汁反流性胃炎,多年来经常痛泻发作。此次因饮食不当及情绪波动诱发,腹痛腹泻,泻后痛减,日行3~5次水样便,时有脂肪漂浮水面,服西药后痛泻虽有改善而未已,迁延2周余来诊。痛泻2~4次,泻后痛减,肛门灼热,纳谷不馨,食后脘胀,精神疲乏,有四高史(糖尿病、高血压、高血脂、高尿酸),伴口苦口腻。苔薄黄腻,舌嫩红少津,脉细弦。证属肝胆素不和谐,食积气滞化热,湿热为患。

【**治则**】清热化湿,理气止泻为主。

【**处方**】煨葛根15克,炒白芍30克,生甘草9克,炒黄芩9克,炒黄连6克,木香9克,柴胡6克,郁内金^{各}9克,青陈皮^{各}9克,炒白术15克,炒防风9克,芦根30克,藿香10克,滑石15克,马齿苋30克,地锦草30克。7剂。

二诊

痛泻已减,大便日行1~2次,质烂未成形,口苦口腻口甜初撤,谷纳亦增,苔薄黄,脉细弦。

【**处方**】柴胡6克,炒白芍30克,生甘草9克,炒白术9克,青陈皮^{各}9克,炒防风9克,炒党参9克,炒山药15克,茯苓15克,木香9克,炒黄连6

克。14剂。

三诊

大便已调,日行1次,纳可胃舒,然每于受凉或饮冷则易诱发痛泻。近增盗汗,口干减而未已,苔薄,舌嫩红,脉细弦。予益气健脾为主。

【处方】炒党参15克,炒白术10克,山药15克,白扁豆15克,莲子肉15克,茯苓9克,炮姜3克,木香9克,炒黄连6克,郁内金^各9克,櫓豆衣9克,糯稻根须30克,炙甘草9克。14剂。

按 本例有"四高",多种基础疾病,胆囊术后,又增易发痛泻之症。该案本就肝脾失调,此次因饮食及情志诱发痛泻、肛门灼热、口苦口腻、苔薄黄腻,提示气滞食积化热,湿热为患。宗《黄帝内经》病机十九条"暴注下迫,皆属于热",故先投葛根芩连合痛泻要方加味,清湿热为主,佐以调肝脾。7剂后,湿热较清,痛泻亦减。二诊以痛泻要方合参苓白术14剂后,大便已趋正常,谷纳亦增,胃脘亦舒。三诊以参苓白术散加炮姜益气健脾以善其后,前后轻重缓急,层次分明有序。

案3

刁某,男,37岁。

初诊 2015年3月1日。

【主诉】大便时溏2年。

【现病史】2年前因急性胃肠炎,腹泻阵作,经急诊治疗而愈,未全程治疗。尔后大便经常溏泄,日行1～2次,便前腹胀、腹痛,泻后痛减腹舒,每于受凉或喝啤酒或过食油腻或遇事紧张,则痛泻次增,谷纳一般,间有食后作胀嗳气,苔薄舌淡、脉细弦。证属肝脾不和,脾阳不振,肝气乘脾。

【治则】益肝扶脾。

【处方】柴胡9克,延胡索9克,青皮9克,陈皮9克,炒白芍15克,炒白术9克,防风9克,炙甘草9克,党参9克,山药9克,炮姜6克,茯苓9克,大枣15克,焦山楂9克。7剂。

二诊

药后胃无不适,纳可,大便溏薄,日行1～2次,便前腹胀、腹隐痛,便后则舒,苔脉同前。

【处方】前方加肉桂6克,14剂。

三诊

数日前,职场应酬,过食油腻及喝啤酒后第2日、第3日痛泻3～4次,但痛势较前为轻。

【处方】上方加木香9克、黄连6克,14剂。

该方连续服2月余,大便已趋于正常,其中也喝过一次啤酒及食用过瓜果,亦未有痛泻。因常年出差,职场应酬,告诫病虽初愈,尚须调摄饮食为宜,以参苓白术丸续服以善其后。

按 该例2年前急性胃肠炎后,遗留大便痛泻,食后胃脘痞胀,受凉或过食油腻、紧张均可诱发痛泻,苔薄舌淡,脉细弦。呕伤胃,泻伤脾,肝脾不和,脾阳不振,运化失职,故一以痛泻要方调肝脾,二以参苓白术散加姜、桂温中健脾,经3个多月治疗后,大便基本正常,虽喝啤酒及食瓜果,亦无大碍。因常年出差,服药不便,职场应酬又在所难免,告以自律,调摄饮食为主,不可自恃年青,胡吃海喝,必伤脾胃,并以续服参苓白术丸善后防复。

案4

彭某,女,72岁。

初诊 2019年3月15日。

【主诉】易腹泻20年,加重1个月。

【现病史】胆囊术后20余年,有胆汁反流性胃炎,经常易泄泻。此次因肠镜检查,清肠后诱发腹痛腹泻,自疑为泻药所致肠功能紊乱,自服蒙脱石散,腹泻停1～2天,停药复作,日行3～4次,再服上药,泻止1～2天,停药则痛泻复作,如此反复迁延月余。纳谷不多,精神萎软,面色萎黄,来诊时腹痛腹泻日行3～4次,大便为水样,时有油腻漂浮于上,腹冷喜暖,苔薄舌淡,齿印,脉细弦。证属肝脾不和,脾阳不振。

【治则】益肝扶脾。

【处方】柴胡9克,延胡索15克,炒白芍15克,炒白术15克,防风9克,党参9克,上官桂6克,炮姜9克,山药30克,茯苓9克,炙甘草9克,大枣15克。7剂。

二诊

痛泻略减而未已,大便日行 2～3 次,水样,腹冷喜暖热敷则舒,苔脉同前,脾阳不振,命门火衰。

【处方】淡附片 9 克,党参 9 克,炒白术 15 克,官桂 6 克,炮姜 9 克,炙甘草 9 克,大枣 18 克,山药 30 克,茯苓 15 克,煨肉果 9 克。7 剂。

三诊

大便日行 1 次,成形,腹痛腹泻初撤,纳谷亦增,前方有效,续服 7 剂,巩固之。1 个月后随访,大便正常,纳可胃舒。

【按】 胆囊术后,"肝之余气不能聚而成精,其腹泻病位在肠,但病源在于肝与脾",其主要病机系肝失疏泄,脾失健运,清浊升降失调。唐容川《血证论·脏腑病机论》云:"木之性主于疏泄,食气入胃,全赖肝木之气以疏泄之而水谷乃化,设肝之清阳不升,则不能疏泄水谷,渗泄中满之症在所难免。人体禀赋体质各异,病程长短不一,阴阳虚实寒热以及兼证各有不同,其治疗原则应在疏肝健脾的基础上加减,余习用。"痛泻要方为主加减,如累及脾胃虚弱,则合参苓白术散加减;如腹泻日久,脾病及肾,脾阳不振,命门火衰,则合附子理中汤或四神丸加减。本例泄泻反复复作 20 余年,此次清肠后,多次痛泻,脾阳受损,初诊以痛泻要方合参苓白术散,虽有小效,痛泻减而腹冷喜热敷,肝脾初和而命门火衰,故改附子理中汤合参苓白术散获效。

便 秘

案 1:提壶揭盖从肺论治

江某,男,60 岁。

【初诊】 2008 年 4 月 25 日。

【主诉】便秘 10 年余,渐重。

【现病史】10 年来大便干结如栗,从原来的 2～3 日一行到近来 5～6 日一行,需长期依赖泻药通便。2 年前肠镜检查诊断为结肠炎。刻诊示,面色萎黄,神疲气短,少气懒言,咳嗽痰多,大便初硬后溏,排便后疲乏感明显。追问病史,患者既往有慢性支气管炎史,其平时容易感冒,稍动易汗出。舌淡嫩、苔薄白,脉细无力。证属肺失宣肃,脾不升清。

【治则】益气健脾,宣肺润肠。

【处方】炙黄芪30克,生白术15克,枳壳30克,望江南30克,炙紫菀9克,紫苏梗9克,当归9克,厚朴9克,莱菔子30克,败酱草30克,桔梗6克,苦杏仁3克,桃仁9克,瓜蒌仁30克,生甘草6克。14剂。每日1剂,水煎,分2次口服。

二诊 2008年5月9日。

服药2周后,大便2~3日1次,质干结,自觉神疲乏力较前好转。自行服用泻药剂量较前减半。舌淡、苔薄白,脉细弱。

【处方】上方加火麻仁30克、郁李仁9克。14剂。

三诊 2008年5月23日。

2周后自觉症状明显好转,大便1~2日行1次,质软成形。舌淡红,苔薄白,脉濡。目前已停服所有泻药。再拟原方水煎服,14剂。

坚持治疗半年,便秘未再复发,排便顺畅,余症均消,痊愈。

按 本例患者因脾气虚弱,久之母病及子,脾虚致肺气失于肃降,气机升降不利,大肠传导失职,则生便秘。《症因脉治·大便秘结论》云:"元气不足,肺气不能下达,则大肠不得传导之令,而大便亦结矣。"仅益气,恐难奏效,肺与大肠相表里,上气不宣,则下气不通,故治疗时在用大剂黄芪补益元气的同时,当辅以桔梗、苦杏仁、紫菀等宣肺升提药,取得较好疗效。正如《医经精义·脏腑之官》谓:"大肠之所以能传导者,以其为肺之腑。肺气下达,故能传导。"《血证论》曰:"大肠司燥金,喜润而恶燥,与肺相表里,故病多治肺之法治之。"《临证指南医案·肠痹》云:"昔丹溪大小肠气闭于下,每每开提肺窍。"肺气虚,无力推运,则生便秘;肺为水之上源,肺阴耗伤,津液不足;大肠属阳明燥金,喜润恶燥,肠道失于濡养,大便难。本案遵叶天士"开上窍以通下窍"的理论,药用苦杏仁、紫菀、桔梗、枳壳等宣肺肃降之品。此谓开天气以通地道,提壶揭盖也。"便秘用宣肺法,是欲人知腑病治脏,下病治上之法"。同时,加用枳壳、当归、厚朴以行气兼顾润下,起到防补而致滞的作用。

案2：疏肝理气从肝论治

刘某,女,51岁。

初诊 2007年8月12日。

【主诉】排便欠畅2月余。

【现病史】患者胃癌术后4年,近2个月来因情绪不佳后出现大便干结。大便4～5日行1次,质干结,虽有便意但排出困难,少腹作胀,嗳气频作,食欲减退,多食则脘痛,偶有腹痛,夜寐不安,且伴有月经不调,经期前症状加重。舌质暗红,苔薄白,脉细弦。证属肝郁气滞。

【治则】疏肝理气。

【处方】柴胡9克,紫苏梗9克,木香9克,川楝子9克,延胡索9克,路路通15克,白芍15克,白术15克,枳实15克,八月札30克,白花蛇舌草30克,炙甘草6克。5剂。每日1剂,水煎,分2次口服。

二诊 2007年8月17日。

服药5日后,症状较前明显好转,矢气增加,嗳气减少,但仍有腹胀,大便2～3日行1次,质软成形。舌质偏红、苔薄白,脉细弦。

【处方】在原方上加用莱菔子15克、槟榔9克,14剂。

三诊 2007年8月31日。

服药2周后,大便每日1行,矢气多,无腹胀、腹痛、嗳气,胃纳可,夜寐尚安,继续维持原方。

按 本例患者因内伤七情,思虑太过,情志不舒,肝郁脾虚,运化失常,导致气机郁滞不行,不能宣达通畅,升降失常,传导失职,糟粕内停,不得下行而为便秘。《金匮翼·便秘统论》谓:"气内滞而物不行。"肝主疏泄,大肠为传导变化之官,其功能正常与否,有赖于气机的升降有序,清气得升,浊气得降,则糟粕传导正常,大便能通。《周氏医学丛书》曰:"肝者,居贞元之间,握升降之枢者也。故为升降发始之根也。"气机的升降出入受肝主疏泄功能调节,如果肝主疏泄功能异常,则大肠传导功能失司,出现便秘之症。因此,方中以柴胡疏肝解郁为君药,八月札与之相配以增强疏肝散结之力;金铃子散(川楝子、延胡索)以疏肝清热、活血止痛;紫苏梗、木香、枳实以理气宽中、降逆通腑,改善因肝郁导致的胃肠气滞;白术健脾防肝木克土;白芍柔肝并防理气药辛散伤阴。

全方配合既能够促进脾气升清,使水谷之精微得以上输心肺,又能够协助胃气下降,使水谷之浊气依次下达小肠、大肠。正如《血证论·脏腑病机论》所云:"木之性主疏泄,食气入胃,全赖肝木之气以疏泄之,而水谷乃化。"

案3:增液行舟从肾论治

陈某,男,81岁。

初诊 2007年12月15日。

【主诉】便秘3个月。

【现病史】患者近3个月来苦于便秘,来诊时大便已1周未行,外院急诊曾疑肠梗阻,予甘油灌肠剂后大便已解。平时排便费力,需努挣方解,每次量少。形体消瘦,脘腹作胀且痛,间有恶心,咽干少津、夜间尤甚,两颧潮红,眩晕、耳鸣,五心烦热,心悸怔忡,腰膝酸软,舌红中裂少津,苔薄黄,脉细数。证属耄耋之年,肾阴亏损,虚火上炎,肠道失润,便艰不行。

【治则】滋阴益肾,润肠通便。

【处方】玄参30克,生地15克,麦冬9克,山茱萸9克,女贞子9克,莱菔子30克,大腹皮15克,生决明子30克,瓜蒌仁30克,火麻仁30克,郁李仁9克,当归9克,生甘草9克。7剂。每日1剂,水煎,分2次口服。

二诊 2007年12月22日。

治疗1周来,排便2~3次,行而不爽,腹胀、恶心感较前有所改善,但仍有腰膝酸软,头晕耳鸣、健忘等症状。苔脉同前,故加用柏子仁15克、熟地9克。继续治疗2周。

三诊 2008年1月4日。

近2周来矢气增加,夜间口干较前好转,耳鸣减轻。自觉胸中烦热有所减轻。舌红苔薄脉细数。前方加用太子参30克、北沙参30克,继续守方治疗14剂。

四诊

大便1~2日行1次,质软成形,腰酸好转,苔脉同前,守原方继续服用1个月。复查病情稳定。

【按】本例患者年老体弱,肾阴亏虚。肾主五液,肠道失于濡润。津少肠枯。大便内结化燥,则似无水行舟。无水则舟停,大便干结难出,故成便秘。

《兰室秘藏·卷下·大便结燥门》曰:"肾主五液,津液润则大便如常,津液亏少,故大便结燥。"《养生四要·却痰》云:"肾虚则津液不足,津不润肠,津液不足则大便干涩不通。"治以增液汤(玄参、生地、麦冬)益肾滋阴、润肠通便;辅以山茱萸、女贞子填补肾精;决明子、瓜蒌仁、郁李仁、火麻仁以润滑肠道;莱菔子、大腹皮理气除胀,防滋阴药壅滞中焦。二诊时,患者仍诉有心悸怔忡、腰膝酸软、健忘,故予柏子仁以润肠通便、养心安神;熟地以滋肾填精。三诊时虽虚热减轻(口干、耳鸣改善),但气阴未复,故加用太子参、北沙参以益气养阴,兼顾脾胃。诸药配合,共奏益肾滋阴润肠、理气通便之效,泻不伤正。

案 4:塞因塞用从脾论治

沈某,女,62 岁。

初诊 2008 年 6 月 3 日。

【主诉】便秘 3 年。

【现病史】患者便秘之苦已 3 年,平时大便 3~4 日一行,虽不干硬,但临厕需努责,有时需 30 分钟,用力努挣则汗出短气,便后乏力,肛坠不适,面白神疲,肢倦懒言,纳谷不思,舌淡胖、边有齿痕,苔白,脉细弱。证属脾气亏虚,传化失常。

【治则】健脾益气,润肠通便。

【处方】炙黄芪 30 克,党参 15 克,生白术 15 克,陈皮 9 克,柴胡 9 克,炙升麻 9 克,当归 9 克,枳壳 30 克,木香 9 克,香附 9 克,火麻仁 30 克,炙甘草 6 克。7 剂。水煎,每日 1 剂,分 2 次口服。

二诊 2008 年 6 月 10 日。

治疗 1 周后,大便每周 2 次,神疲乏力减轻。苔脉同前。

【处方】守上方炙黄芪增至 45 克,加太子参 15 克,继续治疗 2 周。

三诊 2008 年 6 月 24 日。

用药 2 周后患者自觉肛门坠胀较前好转,但睡前仍有不适,大便 2~3 日 1 行,临厕时间较前缩短,但仍需努挣。舌淡,苔白,脉弱。

【处方】上方加青皮 9 克、柏子仁 9 克、黄精 9 克,14 剂。

四诊 2008 年 7 月 8 日。

服用上药 2 周后,刻下大便 1~2 日一行,排出较前顺畅,肛门坠胀基本消失。苔脉同前,守原方治疗1个月。1个月后复诊病情稳定。

按 脾主升清,脾虚则清气不升,浊阴不降,水谷精凝不能输布,糟粕不能下行,大肠传化失常则便秘。本患者由于脾虚失健,水谷精微不布,气血生化乏源,故见神疲乏力、肢倦懒言、纳差;中气下陷则肛坠、短气,排便努挣汗出;舌淡胖、有齿痕,苔白,脉细弱,则进一步印证脾虚气弱,兼有气机郁滞的病机。取补中益气汤化裁,随证调整。方以大剂黄芪、党参、白术补中益气,健运脾胃;升麻、柴胡以提挈下陷清阳,缓解肛坠,助气机升发;辅以陈皮、枳壳、木香、香附理气通降,疏通气机,使脾胃重展升清降浊之功;配以当归、火麻仁润燥通便,防久虚肠燥,使肠中粪便得润,清气得升,浊气得降,糟粕自然外解。二诊中增加黄芪剂量的同时加用太子参,以增强补气养阴之力。三诊时患者肛门坠胀减轻,但仍需努挣,提示患者气滞未尽,故加青皮以破气消积、柏子仁以润燥安神、黄精以气阴双补,既助排便通畅,又防久病郁热暗耗阴津。四诊时患者排便基本正常,肛门坠胀消失,说明患者脾气渐复,气机升降已趋平衡。本案通过补脾益气、调畅气机、升清降浊,逐步恢复肠道功能,最终达到"气足便自通"的塞因塞用效果。

案5:清心泻火从心论治

张某,男,41岁。

初诊 2007年8月10日。

【主诉】排便欠畅1个月。

【现病史】患者既往大便1～2日行一次,质软偶有干结。1个月前外出旅游时因在太阳下暴晒后出现大便燥结,量少似栗,需3～4日行一次。口苦,口干舌燥,心烦,夜寐不安,多梦,小便灼热,尿时涩痛。舌尖红,苔黄燥,脉弦数。证属心火亢盛,热结便秘。

【治则】清心降火,泻热通便。

【处方】生地9克,大黄9克,芒硝3克,竹叶9克,赤芍9克,石菖蒲[2]9克,黄连3克,黄柏9克,青皮6克,陈皮6克,生莱菔子15克,生甘草梢6克。3剂。每日1剂,水煎,分2次口服。

二诊 2007年8月11日。

患者自诉服药2日后大便已解,病情好转。舌红苔黄,脉弦数。

【处方】前方去芒硝、大黄,加生栀子9克、黄芩9克。7剂。每日1剂,水煎服,分2次口服。

三诊 2007年8月17日。

服上药1周来,大便每日1次,质软成形。无口苦,口干明显好转,夜寐安。小便已无涩痛感。舌淡红,苔薄黄,脉平。

按 本例患者症见口苦、口干、心烦、溲赤、便结,证属心火亢盛,热结肠道。缘其暴晒于外,暑热内侵,心火亢盛,下移小肠,热灼津液,致使大肠失润,传导失司,故见大便燥结如栗,数日一行;心火上炎,扰动心神,则心烦失眠、多梦不宁;火热下注膀胱,则见小便灼热涩痛。其舌尖红、苔黄燥,脉弦数,皆为一派实热内炽之象。治宜清心泻火、通腑导滞,方选导赤承气汤加减。方中予大黄、芒硝泻热通腑,釜底抽薪;生地、竹叶、赤芍以凉血养阴,清心利尿;黄连、黄柏直折心火,兼清下焦;青皮、陈皮、生莱菔子理气宽肠,助通降之效;生甘草梢既清热通淋,又调和诸药。二诊时,患者腑气已通,故去峻下之芒硝、大黄,加栀子、黄芩清解余热,兼顾上焦。三诊时,患者二便通调,诸症悉平。本案既取导赤散清心利尿,又合承气法泻热通便,并佐以理气导滞之品,使火热得泻,气机调畅,故收效显著。

第二节 | 呼吸系统疾病

盛夏外感风寒

欧阳某,女,47岁。

初诊 1984年8月28日。

【主诉】头痛鼻塞流涕咽痛1周。

【现病史】外感1周,头痛,鼻塞,流涕,咽痛。服辛凉解表药,诸症未撤,鼻塞欠通,形寒汗出较多,口不渴,轻咳,痰少不爽。平素有高血压史10余年,血压经常维持于170~190/100~110 mmHg之间,有冠心病史3年,经常头晕胸闷,间有唇麻。舌暗苔薄,脉细,证属表虚营卫不和,肺气失宣。

【治则】益气解表,调和营卫。拟方桂枝汤加味。

【处方】川桂枝4.5克,白芍9克,生姜3片,大枣7枚,甘草3克,桔梗4.5克,杏仁9克,辛夷花4.5克。2剂后诸恙顿失。

按 暑月外感,又有高血压、冠心病史,一般均以辛凉投之,忌用辛温,且盛暑亦多火热。《温病条辨》上焦篇第四条云:"太阴风温、温热、温疫、冬温,初起恶风寒者,桂枝汤主之;但热不恶寒而渴者,辛凉平剂银翘散主之。"本例用辛凉之剂1周未效,仍形寒汗多,虽盛暑而不渴,舌暗苔薄脉细。本例辨证形寒汗出,口不渴是关键,系表虚风寒袭之,故投桂枝汤2剂,病霍然而愈。其实炎夏盛暑,感受风寒者亦不乏见,由于素体偏虚偏寒,加以盛暑贪凉,未卧时觉热,待深夜熟睡之后凉而觉醒,其时风寒已入,可见夏月不必尽投辛凉,尚应辨证论治。

阳虚外感

章某,女,53岁。

初诊 1986年9月10日。

【主诉】心悸气急水肿1年,加重2周。

【现病史】有风心病、慢性心衰10余年,近1年来心悸气急水肿经常发作,多次住院,急诊抢救。长期服用地高辛片,极易感冒,每次外感之后多诱发急性心力衰竭。此次因天气变化,以致形寒发热,咽痒咳嗽,四肢酸楚乏力两周未已,心悸气急。已2次至急诊,应用去乙酰毛花苷、吸氧、抗生素治疗病情依然。目前无热恶寒,咳嗽痰白似沫,面浮肢肿,小便欠多。苔薄白,舌淡胖且暗,脉促沉结代。证属阳气素虚,外感风寒,肺气失宣,阳虚水泛,肺不通调水道。

【治则】温阳解表为主。

【处方】麻黄6克,附子9克,细辛3克,甘草6克,紫菀9克,百部9克,前胡6克,半夏6克,北五加皮15克,生姜6克,大枣7枚。4剂。水煎服。

二诊 1986年9月15日。

表邪已解,咳嗽仅微,但汗较多。苔薄舌淡,脉沉结代。阳虚表卫不固,拟方温阳固表为主。

【处方】川桂枝6克,白芍12克,甘草5克,大枣7枚,附片6克,党参20

克,炙黄芪15克,白术9克,炙紫菀6克,煅龙骨30克,煅牡蛎30克。4剂。水煎服。

> **按** 本例风湿性心脏病、慢性心衰10余年,长期服地高辛期间,尚有面浮跗肿,心悸气短。此次外感后,多次急诊应用去乙酰毛花苷、抗生素未效而来中医门诊。初诊时无热恶寒,面浮跗肿,咳喘气短,痰白似沫,心悸。《伤寒论》第七条云:"病有发热恶寒者,发于阳;无热恶寒者,发于阴。"证属心肾阳虚,外感风寒,肺气失宣,阳虚水泛,投温阳解表,以麻黄附子细辛汤加北五加皮为主,4剂表邪得解,咳喘亦减,脉由促结代转为结代。然汗出较多,系阳虚卫表不固,以桂枝汤加附子、党参、炙黄芪、煅龙骨、煅牡蛎。桂枝汤调营卫,附子温经扶阳固表,汗后不仅伤阳,还伤气,故加党参、炙黄芪,仿新加人参汤意;加龙牡者,增强敛汗。初诊加北五加皮者,五加皮有南北之分。南五加皮系五加科五加属植物五加,又名刺五加,有祛风除湿,强筋壮骨之效。北五加皮系萝藦科杠柳植物杠柳,又名香加皮,现代药理研究显示,此药含有强心苷、香加皮苷和杠柳毒苷等成分,主要具有强心、抗炎、兴奋神经系统等作用,可用于治疗慢性充血性心力衰竭,详情可参阅第三章中"北五加皮治风湿性心脏病一得"一文。

痰 饮

汪某,男,78岁。

初诊 1986年3月10日。

【主诉】咳嗽气急加剧1周。

【现病史】有慢性咳嗽20余年,每年冬春发作。此次因咳嗽气急加剧1周,门诊诊为"慢支感染、肺气肿"收治入院。入院后给予清肺涤痰、止咳平喘,气急稍减,然动则气急胸闷,休息如常人,形寒肢冷,背冷如水淋,舌淡胖,脉沉细。证属肾气不纳,肺气不降。

【治则】补肺纳肾,降气平喘。拟金匮肾气丸加减。

【处方】熟地12克,茯苓12克,泽泻12克,山茱萸9克,附子4.5克,肉桂4.5克(后下),胡桃肉15克,肉苁蓉12克,全瓜蒌15克,冬瓜子12克。3剂。

二诊 1986年3月13日。

药后尚舒,无明显不适,治从前法加味续进。

【处方】原方加炙黄芪15克,党参15克,火麻仁12克。

后上方加减20余剂,自觉畏寒明显改善,原方加鹿角片6克。

服药20余剂,畏寒初罢,动则气急改善后于4月25日出院。

按《金匮要略》中饮为阴邪,治当从"温药和之",即《黄帝内经》所谓"离照当空,阴霾自散"之意。痰饮一证,急性发作当治其标,缓解期以治本为主。《金匮要略》有从脾、从肾之不同,治脾以苓桂术甘为主方,治肾以肾气丸为主方。本例患者高龄,动则气急,休息如常人,形寒背冷如水淋,乃系命门火衰,督脉空虚,肾气不纳,故治以肾气丸、鹿角片等获效。

咯　　血

钱某,男,55岁。

初诊 1986年6月14日。

【主诉】有反复咯血史4年余,复发3日。

【现病史】有反复咯血史4年余,多于春季发作,入院前3日因咽痒胸闷,随即咯血鲜红色约600毫升,外院急诊未愈而来院,白细胞4.0×10^9/L,红细胞2.91×10^{12}/L,血红蛋白82.5 g/L,3次痰抗酸杆菌涂片阴性,胸片显示支气管扩张症。入院后继续咯血,给垂体后叶素20毫克每日静滴、PAMBA(氨甲苯酸)、安络血(肾上腺色腙)、抗炎,治疗1周,咯血未控制,请中医会诊。咳则血出盈口,口干口苦,口唇热疮,喜冷饮,苔中剥舌嫩红,脉滑数。证属痰热内恋,络脉有伤,热迫血出。

【治则】清热化痰,凉血止血。

【处方】生地15克,赤芍9克,丹皮9克,生山栀9克,紫草12克,侧柏炭12克,生蒲黄12克,鲜芦根30克,生藕节7只,生大黄3克(后下)。3剂。另紫雪丹2粒,吞服2日。

二诊 6月17日。

咯血已停2日,咳嗽痰少色黄,咽痒且燥,口干舌红,苔薄脉滑数,大便溏薄,热去血止,阴伤未复。拟进凉血清热,佐以养阴之法。

【处方】生地15克,赤芍9克,丹皮9克,生山栀9克,紫草12克,鲜芦根 30 克,生蒲黄 12 克,南北沙参各 15 克,天麦冬各 9 克。4 剂。

以后咯血未发作。

按 本病例反复咯血,入院一周,应用多种西药,未能控制出血,后在凉血止血基础上加用生大黄、紫雪,一剂知,二剂愈,随访半月余未作,疗效可以肯定。余以为关键在于生大黄以及紫雪。此承颜德馨治血证之经验,验之亦效。考紫雪,既有犀角、羚羊角、石膏、寒水石之凉,又有沉香之降,既可清热泻火、凉血止血,又有降气之功,投之立见功效。大黄攻瘀逐积,直折而下,王清任称其为治血圣者,药后轻泻则尤佳。血止后又以养阴凉血以善其后。

风温逆传心包

乐某,男,65 岁。

初诊 1983 年 3 月 22 日。

【主诉】寒战高热 5 日,伴咳嗽右侧胸痛。

【现病史】寒战高热 5 日,咳嗽右侧胸痛。门诊查胸透示,右上大片阴影,白细胞 $22.7×10^9$/L。门诊拟"右上肺炎",于 1983 年 3 月 21 日住进中医病房。入院检查示,体温 40.3℃,右肺呼吸音低,语颤增强,心率 130 次/分,律齐,未闻明显杂音。予青霉素钾 400 万单位静滴,链霉素 0.5 克肌注,每日两次,以及安乃近 0.5 克。汗出仅微,热不为汗衰,咳少无痰,右侧胸痛,小便短赤,腑气不通 3 日,苔黄腻,脉数。证属痰热阻肺,肺热炽盛,邪热尚在气分,腑有热结型。

【治则】宣肺化痰,泄热攻下。

【处方】石膏 30 克,甘草 6 克,桔梗 4.5 克,保赤丸 12 克(包煎),黄芩 12 克,鲜芦根 30 克,桃仁 12 克,生薏苡仁 20 克,藿佩各 12 克,瓜蒌皮 12 克,生大黄 6 克(后下)。2 剂。

二诊

药后大便 3 次,高热不撤,汗出辄复热,神志模糊,面赤气粗,鼻翼煽动,手足躁扰,稍咳无痰,口干喜冷,谷食不思,小便短赤,舌红苔焦黄糙起芒刺,如沙皮样,脉滑数。邪热嚣张,阴津烁耗,温邪逆传心包。治拟大剂清热解毒,救阴开窍之法,并以红霉素、氨基糖苷类易青霉素、链霉素。

【处方】芦根 60 克,玄参 20 克,竹叶 6 克,石膏 45 克,知母 9 克,黄连 4.5 克,黄芩 9 克,菖蒲 9 克,郁金 9 克,桔梗 4.5 克,蒲公英 30 克,鸭跖草 30 克,至宝丹 2 粒(分吞)。2 剂。

三诊

汗出热撤,脉静身凉,神情转安,唯肢软乏力,谷食不思,咳嗽痰咯欠爽,苔黄糙,舌红少津。邪热初撤,痰热未清,阴津之伤未能遽复。治从养阴清热化痰之法。

【处方】鲜芦根 30 克,玄参 12 克,生地 12 克,麦冬 12 克,贝母 6 克,南北沙参各 15 克,瓜蒌皮 9 克,天竺黄 9 克,鱼腥草 30 克,鸭跖草 30 克。3 剂。

痰培养 3 次均为金黄色葡萄球菌的患者,对红霉素和氨基糖苷类轻度敏感,对青霉素、链霉素、卡那霉素不敏感。后宗原意出入,加减续服 20 余剂,舌苔转薄,舌转淡红,咳减痰出。胸片显示肺炎吸收,白细胞 $8.7 \times 10^9/L$,痰培养 3 次阴性,于 4 月 29 日出院。

按 本例金黄色葡萄球菌肺炎,病本凶险,邪热嚣张,阴津烁耗,诸证烽起,几成坏病。盖温邪口鼻而入,邪不在太阳之表,故有"温病忌汗"之戒。若误发之,其人热甚血燥,不能出汗,温邪郁热肌表血分,必发斑疹;若其人表疏,一发而汗不止,必亡阳。本例始而寒战高热,继而高热不寒无汗,咳嗽胸痛,手太阴病不已,有传手厥阴之虑,故急投辛凉重剂白虎汤合千金苇茎汤加减,加用清热开窍之至宝丹,二剂热撤,脉静身凉,待邪去阴伤,继以增液汤加味,以善其后。凶险之症能速获效,实为中西医协力之功。

肺 性 脑 病

陈某,男,71 岁。

初诊 1986 年 8 月 24 日。

【主诉】咳嗽气急加重 10 日。

【现病史】有慢性咳嗽史 20 余年,近因感冒诱发,咳嗽气急加重 10 日,门诊给予青霉素、链霉素治疗 5 日,病情未改善,气急反而加剧。于 8 月 24 日拟诊为慢性气管炎伴感染,肺气肿,慢性肺源性心脏病,慢性右心衰竭,收治入院。入院时体温37℃,神清,心率110次/分,律齐,两肺满布粗湿啰音,颈静脉怒张,肝肋下2厘米,肝颈逆流(＋),下肢水肿(＋),舌质红,舌苔黄,脉滑数。证属痰热壅肺。

【治则】清热化痰。

【处方】冬瓜子15克,生薏苡仁15克,桔梗5克,竹沥半夏10克,地龙10克,鹿衔草30克,蒲公英30克。

另予青霉素钾480万单位,琥珀氯霉素1克静脉滴注,氢氯噻嗪片25毫克,每日2次低流量氧气吸入。

二诊

8月26日傍晚出现神志模糊,手足躁动,胡言乱语。白细胞$22.1×10^9$/L,中性粒细胞92%,二氧化碳结合率76.8%。喉中痰声辘辘,加用呼吸兴奋剂,抗生素改为红霉素、氯霉素静脉滴注,病情未见好转,8月27日进入昏迷,舌苔黄糙少津,舌质红,脉滑数。治拟益气养阴豁痰开窍。

【处方】皮尾参15克,北沙参15克,鲜石斛45克,麦冬10克,胆南星10克,远志6克,郁金10克,石菖蒲10克,鹿衔草30克,蒲公英30克,安宫牛黄丸1粒。每日2次,研末鼻饲。

8月28日,手足躁动较减,呼之能醒,继用原方续服。

8月29日,神志已转清,能识人,咳嗽痰多,色呈黄脓,舌苔黄糙,舌质红,脉滑数。白细胞$15.6×10^9$/L,二氧化碳结合率62%。治疗仍以前法巩固之,太子参30克易皮尾参,去安宫牛黄丸。痰培养3次均为铜绿假单胞菌,抗生素改用羟氨苄青霉素,1个月后痰菌转(－),病情好转出院。

按 慢性肺心病急性发作并发肺性脑炎时,病情危急,证情多变,因多久患咳喘,且年老体衰,气阴本亏,一有外邪触发,旋即化热化燥,形成痰热恋肺,气阴将脱,邪浊蒙闭心窍,以致出现神志症状,甚至嗜睡昏迷。

本病病机是本虚标实,虚实并重,标实指痰热内恋,邪热蒙闭心窍;本虚指气阴亏耗将脱之势。若痰热不除,气道不通,心脉难以畅行,神明被蒙,进一步又将耗伤匮乏之气阴,或者利尿迅猛,津液枯竭,痰涎胶固气道,气道通气功能进一步受阻,形成恶性循环。在标本俱急的情况下,急投大剂皮尾参、沙参、麦冬,以收耗散之元气,固将亡之阴津;二以胆南星、远志、石菖蒲豁痰开窍,疏通气道,以利天气之通行;三以安宫牛黄丸清热解毒,开窍醒神;四以大剂鹿衔草、蒲公英以大清肺热。全方祛邪与扶正同施,方能祛邪借扶正之势,扶正助祛邪之威。

肺心病急性发作,在有神志症状时,如烦躁多言、神志模糊,尚未完全进入昏迷阶段,应及早投入益气养阴豁痰开窍法,翼其逆转病势,阻止病情向昏迷发展。如果进入昏迷,其预后极差。在我们收治的12例患者中,死亡1例者即是已进入昏迷;有10例仅有神志模糊以及烦躁多言,尚未完全进入昏迷。因此,应及早使用本法,可以防止病情进一步发展。

第三节 | 泌尿生殖系统疾病

慢性前列腺炎

伍某,男,64岁。

【初诊】 1987年5月6日。

【主诉】有排尿障碍2月余。

【现病史】有排尿障碍2月余,似结石类发作3次。检查显示,前列腺Ⅱ度,诊断为慢性前列腺炎,西医已给服龙泉合剂Ⅱ号、前列康3日未效。小便欲出不能,3日来尤为明显,甚则点滴难出,以致少腹作胀而来中医就诊。检查显示,膀胱脐下二指,心烦不安,苔薄舌淡,脉细数。证属中气不足,脾虚气陷。

【治则】补气升提。拟方补中益气汤为主加减。

【处方】党参9克,炙黄芪9克,柴胡5克,炙升麻5克,肉桂3克,茯苓15克,车前子10克,桔梗5克。

药后2剂,小便通畅,诸恙均减。原方加青陈皮各5克,续服7剂。

【按】 小便之行,虽由膀胱而出,然不离肝胆之疏泄、肺气之宣肃、肾阳之温煦,其旋运鼓动之力,实由脾胃元气之充足,唐容川《血证论》云:"二便皆脾胃之出路。"脾胃之气亏虚,二便为之反常,《灵枢·口问》云:"中气不足,溲便为之变,肠为之苦鸣。"临床表现为小便癃闭,点滴而下;或溺而中断,无力排出;或小便频多清长;或失禁难以约束;或饮入即欲小便,皆谓之"变"。

张景岳云"夫膀胱为藏水之府,而水之入也,由气以化水,故有气斯有水,水之出也,由水以达气,故有水始有溺,故经云气化则能出矣,盖有化而入,而后有化出,无化而出,必其无化而入,是以其入其出皆由气化,此即本经气化之义……气既不能化,而欲强为通利,果能行乎",指出了气化与小便的关系。本例癃证,系由中气不足,膀胱气化失职而"癃",故以补中益气汤之人参、黄芪补中益气;柴胡、升麻助脾胃之气;肉桂助膀胱气化;茯苓、车前子通利水道;桔梗为诸药之舟楫,载药上行。清阳升而浊气降,小便得以通利,癃证自愈也。

慢性尿路感染

张某,女,42岁。

【初诊】 1977年10月10日。

【主诉】反复尿路感染2年。

【现病史】2年来,多次反复患尿路感染,每次发作服西药获效。近4~5个月来,尿急尿频服西药药效不明显而来中医治疗。诉尿急尿频,腰酸无力,精神疲惫,少腹坠胀,时有便意,但临厕则虚恭而已,久立及傍晚尤为明显,得卧则舒为平人。尿常规显示,白细胞$(15\sim20)\times10^6$/L,尿蛋白(+),红细胞$(2\sim3)\times10^6$/L。苔薄舌淡,脉细。证属脾胃元气不足,升降失调。

【治则】益气升提,佐以理气泄浊。

【处方】炒党参9克,炙黄芪9克,炒白术9克,柴胡3克,炙升麻3克,当归9克,陈皮6克,乌药4.5克,茯苓9克。7剂。

【二诊】

少腹坠胀较减,尿频尿急便意均有改善,腰疼似折,纳食稍增,脾气渐复,肾气亦虚,治从前法加味。

【处方】原方加川断9克、杜仲9克,7剂。

7剂后诸恙平息。尿常规复查示,白细胞$(2\sim3)\times10^6$/L,红细胞$(1\sim2)\times10^6$/L,尿蛋白(-)。续服10剂,随访一年未复发。

【按】小便不调一证,虽责之膀胱,又赖肝胆之疏泄,肺气之宣肃,肾气之温煦,就其旋运鼓动之力,实由脾胃之气之充足。《灵枢·口问》云:"中气不足,溲便为之变。"所谓多变,指脾胃之气不足,清阳不升,浊阴不降,二便为之反常。从小便言,既可小便淋漓,失禁之固摄无权,亦可脾胃气虚,膀胱气化失常之癃闭;从大便言,则既可脾胃运化失职之大便溏泄,亦可由于中虚,大肠传导失职之大便秘结。本例反复多次尿路感染之后,少腹坠胀,入暮尤甚,卧床则舒一如平人,系中气不足,旋运鼓动之力无权,以致清不升,浊不降,亦《黄帝内经》所云"浊气在上,则生䐜胀"是也。若误为气滞之胀,徒持通利,其气必愈虚而胀愈剧,故投补中益气汤,益气以升提,使中焦斡旋有权,少佐乌药理气以降浊之气。

遗 尿 症

遗尿为常见病症之一,尤以小儿多见。现代医学对其发病原因尚未明了,目前尚缺乏比较满意的治疗手段。我们随颜德馨老师临诊,应用活血化瘀法治疗久治无效之遗尿症,皆取得满意疗效。

案 1

蔡某,男,7 岁。

初诊

遗尿 2 年有余,经针灸及内服补肾收涩之剂无效。脉见细弦,舌苔薄白。李中梓论治遗尿,治肾不如治肝,盖足厥阴环阴器,肝经气血失调。

【治则】瘀滞脉络。

【处方】柴胡 3 克,枳壳 4.5 克,生甘草 4.5 克,赤芍 4.5 克,桃仁 4.5 克,红花 4.5 克,生地 6 克,当归 9 克,川芎 4.5 克,紫石英 4.5 克,肉桂 1.5 克,白蚕壳 7 只,炒升麻 4.5 克。7 剂。

二诊

遗尿基本已除,夜能起床自溲。再予 7 剂巩固,随访至今未发。

案 2

谈某,女,17 岁。

初诊

遗尿症自 5 岁始已 10 余年,经常低热,多梦。脉细弦小数,舌红紫,苔薄腻。巩膜瘀点磊磊,足厥阴环阴器,瘀热交搏于膀胱,洲都失司,血府逐瘀汤加味图之。

【处方】柴胡 4.5 克,枳壳 4.5 克,生甘草 4.5 克,赤芍 18 克,桃仁 12 克,红花 9 克,当归 9 克,川芎 4.5 克,生地 15 克,桔梗 4.5 克,牛膝 4.5 克,白茧壳 5 只,韭菜子 12 克,炒升麻 4.5 克。7 剂。

二诊

服药期未见遗尿,停药时偶见,低热多梦好转。脉细弦,舌红紫,苔薄。前方合拍,仍守之,续服上方 14 剂。

三诊

1 个月内未见遗尿,半个月前来经、量较多、紫色血块,腹痛。脉细弦,舌紫退而未尽。巩膜瘀斑较淡,11 年之痼疾从未稍缀,今尔倖中,久病必有瘀,信而有征矣。

续投上方 7 剂,遗尿未发,月事正常。随访 3 年,病未发作,形体亦较丰腴,十载沉疴,愈于一旦。

按 颜德馨善用活血化瘀治疗杂病,如其运用血府逐瘀汤治疗遗尿,确能取得疗效。《素问·调经论》云:"人之所有者、血与气耳。"又云:"五脏之道皆出于经隧,以行血气,血气不和,百病变化而生。"明确指出气血不和在人体发病的普遍意义。一般而言,小儿脏腑柔弱,气血未充,魂魄未定,本为常态,尤其小儿遗尿患者,均系生长发育中各种因素所致机体功能不全、新陈代谢紊乱、气血流通不匀。颜德馨以活血化瘀直接作用于气血为治疗之法,理属知常达变。李中梓论治遗尿,谓"治肾不如治肝"。张景岳云:"此惯而惮其意志之病也,当责其神。"前贤在理论上确有真知灼见。既云治肝,又何谓与瘀血有关呢?盖肝以血为体,以气为用,藏血以养其体,疏泄以遂其用,若肝失疏泄,初起病在气,久则伤血,气血乱而魂魄扰,心神不宁,卧则魂魄不收。案 1 病经 2 年余,屡用针灸及补肾法无效,据"久病必有瘀"之义而用活血化瘀获效。考其方义,方中四逆散疏泄肝气。疏者,疏通血脉,周流全身;泄者,宣泄气机,疏泄二者相辅相成。桃红四物汤行肝中之血,寓疏肝理气于行血之中,冀气血畅通,魂收神安,亦即《黄帝内经》所云"疏其血气,令其条达而致和平"之意。本例舌苔薄白,为肝寒气血失调,故于方中加入肉桂一味,温肝以祛寒,减生地之量。案 2 舌红口干为瘀热交搏,故重用生地,以凉血清热,一加一减,体现了辨证精髓。二则五脏是一个整体,肝体阴用阳,在五脏调节中具有重要意义,若肝失疏泄,脏腑平衡失调,可见犯肺、克脾、冲心、乘胃、耗肾诸变,其中肝之疏泄与肾之摄纳又有密切关系,肝之失于疏泄,久则可以耗伤肾气,故于血府逐瘀汤中加入补肾之品,如紫石英、韭菜子,佐以收敛之白蔹壳、升提清阳之升麻,以治肝为主、治肾为辅,亦乙癸同治,冀肝肾协调,疏泄有方,摄纳有节,则遗尿可愈矣。

肾病综合征

孙某,男,24岁。

初诊 1987年6月8日。

【主诉】全身水肿20余日伴少尿。

【现病史】素体壮健,近日因劳累后眼睑水肿,旋即遍身悉肿,西医诊断为"慢性肾炎急性发作"。给予激素、环磷酰胺、利尿剂,治疗20余日,病情有增无减,遂自动出院。来诊时尿蛋白(++++),红细胞(+++),管型2~3个/μL;白蛋白23.5g/L,球蛋白20.5g/L,胆固醇270mmol/L,血压150/100mmHg,肾功能正常。拟诊"肾病综合征",收入中医病房。入院后尿量日减,3日后尿闭,加用激素、利尿剂仍无效,又增腹水,全身高度水肿,尿素氮30U/L,肌酐2.7μmol/L,体重63.5千克,面红气粗,烦躁恶心,便秘腹胀。脉弦,苔薄舌胖。证属脾肾阳虚,湿浊内蕴,水湿泛滥,势成上格下关。

【治则】温补脾肾,化湿降浊,逐水退肿为急务。

【处方】川朴9克,槟榔子皮^各15克,商陆9克,椒目6克,蝼蛄10克,车前子30克(包煎),炙黄芪30克,鲜石斛30克,十枣丸3克(吞服)。2剂。

二诊

1剂后小便稍多,腹泻2次。2剂后腹泻6次,尿量增至1100毫升,体重下降至60.5千克,水肿见退,精神稍爽,知饥索食,肢软乏力,邪去正虚,停利尿剂,递减激素,以益气健脾温肾以善其后。

【处方】党参15克,炙黄芪30克,生熟地^各15克,龟板胶12克,巴戟天9克,益智仁9克,玉米须30克,茯苓12克,泽泻12克,鹿衔草15克。7剂。

服药1周后,体重下降至55千克,尿蛋白转为阴性,停用激素,白蛋白

31 g/L,球蛋白 27 g/L,肾功能正常。上法巩固治疗 1 个月后治愈出院。随访 3 年未复发。

按 本例素体健壮,前后不通,腹胀,面赤气粗,烦躁恶心,水湿泛滥,证属邪气嚣张,正气未败,堪任一击,故以逐水为急,以十枣丸合商陆、蝼蛄,2 剂大便泻,小便行,体重下降 3 千克,水肿见退,精神稍爽,知饥索食。遵《黄帝内经》"大毒治病,十去其六",邪去正虚,化险为夷后,递减激素,停用利尿剂,而以益气健脾之党参、黄芪,温补肾气之熟地、巴戟天,滋养肾阴之龟板胶,辅以玉米须、泽泻等利水,加减以善其后。

乳糜血尿

宋某,男,65 岁。

初诊

【主诉】乳糜血尿 2 年。

【现病史】乳糜血尿 2 年,时轻时剧,泌尿科给予乙胺嗪治疗,效欠明显而转来中医治疗。小便浑浊如米泔,时有小便后黏膜脱落。尿检示,红细胞(＋＋＋),尿蛋白(＋＋),白细胞(＋＋),腰酸无力,口干舌红,脉细数,苔薄黄腻,形体日渐消瘦。证属淋证肾虚于下,湿热留恋不清。

【治则】清热利湿,分清泄浊。

【处方】生熟地各 12 克,丹皮 9 克,黄柏 9 克,鲜芦根 30 克,六一散 12 克,粉萆薢 15 克,山栀 9 克,牛膝 9 克,泽泻 9 克。14 剂。

二诊

服药 3 周,小便转清,腰酸未已,苔转薄,舌红脉细,湿热初清,而肾虚未复。治从益肾滋阴,以为固本之法。

【处方】生熟地各 12 克,山药 12 克,山茱萸 6 克,丹皮 9 克,泽泻 9 克,龟板 15 克,芡实 9 克,益智仁 9 克,粉萆薢 12 克。

服药 1 个月,随访半年未复发。

按 乳糜血尿属中医淋证范畴,病因不外虚实二端,虚以益肾滋阴,实则清利下焦湿热。《医学心悟》云:"浊之因有二种,一由肾虚败精流注,一由湿热渗入膀胱,肾气虚,补肾之中必兼利水。"本例虚实相杂,故先以清热通利为主,六一散"利水而不伤正",尤为适合,后以滋阴益肾以善其后,充分体现了《黄帝内经》中"治实当顾虚,补虚勿忘实"的治疗原则。

第四节 │ 神经系统疾病

眩 晕

案 1：气虚瘀阻脉，益气平肝以通之

陆某,男,75 岁。

初诊 1977 年 11 月 25 日。

【主诉】眩晕 3 日伴呕吐。

【现病史】有高血压、高血压性心脏病史 10 余年。3 日来突发眩晕,伴呕吐,右眼突然模糊 5～10 分钟,外院急诊拟"梅尼埃病"。经对症治疗未改善,查心率 82 次/分,期前收缩 10～15 次/分,血压 170/110 mmHg。心电图示,心肌劳损,室性期前收缩；眼底检查示,眼底动脉硬化Ⅱ级；脑血流图示,脑血管弹性减退；五官科会诊,内耳未见异常。舌淡边有齿痕瘀斑,脉虚弦结代。证属心气虚乏,络脉瘀阻,虚阳僭越。

【治则】益气通络,平肝潜阳。

【处方】生黄芪 30 克,全当归 9 克,京赤芍 12 克,川抚芎 6 克,桃仁泥 9 克,广地龙 9 克,刘寄奴 15 克,嫩钩藤 12 克(后下),琥珀粉 3 克(分吞)。2 剂。

丹参注射液 16 毫升加入 5％糖水 500 毫升,静脉滴注。

二诊 1977 年 11 月 27 日。

眩晕已停,仍有心悸,气短乏力。血压 150/96 mmHg,苔薄。肝阳初平,而气虚瘀阻,络脉未能骤通,无须改弦更张,仍守原方加党参 12 克。

上药服用 2 周后,随访半年,眩晕未作。

按 《杂病广要》云："诸阳上行于头,诸阳上注于目,血死则脉凝泣,脉凝泣则上注之力薄矣,薄则上虚而眩晕生焉。"瘀血引起眩晕的特点有四：一为舌有瘀斑,二为多系中老年病人,三为多有心血管病史,四为眩晕发作时

常常伴有一侧感觉、视觉或运动系统一过性障碍,其中以第四点最为紧要。本病例年逾古稀,有高血压及心脑血管病史,眩晕发作时视觉有一过性障碍,舌有瘀斑,脉虚弦结代。辨证为心气虚损,虚阳僭逆,脑脉瘀阻,投以补阳还五汤为主,加琥珀末,静脉滴注丹参。2剂眩晕平,维持2周巩固之。盖补阳还五汤系王清任治疗半身不遂名方。方中重用黄芪补气为主,加刘寄奴、琥珀粉,气足则血行,经脉通畅。琥珀甘平,有镇静平肝活血作用;地龙味微咸,性寒,药理研究显示其有保护血管、降压、平喘等作用。本例治疗及时,幸未成中风。

案 2:气虚浊扰,益气升清以泄之

范某,女,27 岁。

初诊 1985 年 11 月 12 日。

【主诉】头胀头昏 2 周。

【现病史】2 周前因拖拉机急刹车,仰天跌倒,头枕部及臀骶部着地,有短暂昏迷,傍晚呕吐 2 次,恶心频频,头痛头胀,颈部转侧不利,步履蹒跚,即往某医院伤科门诊,头枕部有一血肿,约 3 厘米×3 厘米,压痛明显,颈椎摄片正常,诊断为"脑震伤"。投以活血化瘀、宁心安神法,服药 2 周,血肿消散,腰骶部疼痛改善,而头胀头昏未已,以巅顶尤甚,转动头部或坐起时加剧,恶心漾漾,不思进食,夜寐少安,精神不振,由家属扶持来诊,苔薄润,舌嫩红、边有齿痕,脉濡细。证属清阳不升,浊阴不降,上扰清窍,胃气失降。

【治则】益气升清,泄浊和中。

【处方】党参 9 克,炙黄芪 9 克,当归 9 克,炙升麻 3 克,柴胡 3 克,藁本 6 克,苏藿梗^各 9 克,左金丸 3 克(吞服),姜竹茹 4.5 克。7 剂。

二诊

头昏头胀明显改善,恶心亦停,已能自行来诊,谷食渐增,唯前额午后略有疼痛,夜寐少安,肢软乏力,前法既已中鹄,毋庸更张。

【处方】原方去竹茹、左金丸,加白芷 6 克、酸枣仁 9 克、朱砂安神丸 9 克(包煎),7 剂。

三诊

头昏头胀消失,夜寐亦安,但肢软乏力,未能料理家务,以补中益气汤服

10 剂而愈。

按 脑震伤古称"脑髓震动"或"脑海震动",轻则头昏目眩,甚则当场神糊,少时即醒,重则不省人事。头为诸阳之会,头部震伤之后,气血运行失调,血络瘀阻,蒙闭清窍,以致清阳不升,浊阴不降,头痛头昏,呕恶俱作,初期投以活血化瘀,是为治伤大法,后期瘀去脉通,理当随之而减。今病逾2周,头昏头胀不减,兀兀泛吐之症未罢,此时此际,当明辨阴阳虚实,审证易方,断不可受缚于血肿而醉心于化瘀一法,如是者反易犯虚虚实实之弊。经潜心细察,本例脉濡细,舌嫩红,显示中气虚馁,清阳不升,浊阴不降。《黄帝内经》云:"上气不足,脑为之不满,耳为之苦鸣,头为之苦倾,耳为之眩是也。"因此,改投补中益气之参芪升柴,佐以苏藿梗、竹茹、左金以泄浊和中,7剂知,14剂愈。

突发性耳聋

案 1

郭某,女,39 岁。

初诊 1986 年 9 月 26 日。

【主诉】左侧耳鸣耳聋 2 个月。

【现病史】2 个月前因日常琐事,与家人争吵,当晚突然头晕目眩,左侧耳鸣耳聋,伴恶心呕吐、眩晕,当地医院诊断为"突发性耳聋",给予维生素 B_{12}、氢化可的松等静脉滴注,治疗 2 个月未已,转我院以微波治疗。经 2 个疗程治疗后(每日 1 次,10 次为 1 个疗程),症状未明显改善,于 1986 年 9 月 9 日入院,住外科病房继续微波治疗。经五官科检查,局部未发现异常。电测听检查显示,左耳气导、骨导消失,右耳传导性聋。微波治疗 1 个疗程后,仍无改善,遂请中医会诊,综合治疗。

形体素健,眩晕时作,步履飘浮,胸闷似塞,得嗳较舒,寝食尚安,二便调,舌淡,苔薄,边有瘀斑,脉细弦。证属厥阴之气上扰清窍,气病及血。

【治则】疏肝理气,化瘀通窍。拟方四逆散,通窍活血汤,通气散合方加减。

【处方】柴胡 9 克,赤芍 12 克,枳壳、葱白、生甘草、川芎、红花ᵃ 5 克,香附、桃仁、预知子各 10 克；另以麝香 0.6 克，黄酒送服，连服 3 剂。

二诊

药后眩晕较减，步履飘浮明显改善，去麝香，上药续服 3 周，能听到手表滴答声，耳鸣仍存，时有耳朵堵塞之感，舌苔薄，脉细弦，肝气初疏，而肾气亦虚。拟方调益肝肾，以善其后。

【处方】熟地、枸杞子各 12 克，磁石 30 克，菖蒲、香附各 10 克，山茱萸、川芎各 6 克，柴胡、天麻各 5 克。

连服 2 周后，能与人自由交谈。电测听复查显示，骨导、气导均有明显提高。

案 2

陈某，女，55 岁。

初诊 1986 年 9 月 12 日。

【主诉】右耳听力消失伴头昏头痛 3 个月。

【现病史】突然头昏头痛 3 月余，眩晕，耳鸣耳聋，恶心呕吐，右耳听力消失。于五官科医院检查电测听显示，右耳气导、骨导消失，诊为突发性耳聋，住院治疗。给予丹参静脉滴注，ATP（腺嘌呤核苷三磷酸）及辅酶 A 等治疗月余，病情未已。出院后又于该医院门诊治疗月余，病情如前而来我院门诊接受微波治疗 2 个疗程，耳聋无改善。于 1986 年 9 月 2 日入院，经五官科检查显示，局部未发现异常。电测听检查显示，右耳气导、骨导消失，左耳骨导消失。遂请中医会诊。症如前述，近来仍有头昏目眩，步履蹒跚，右耳鸣响失聪，面色不华，纳呆便溏，舌淡，苔薄，脉细。证属脾胃虚弱，中气不足，清气不升，耳失充养。

【治则】益气健脾，升清通窍。

【处方】党参、熟地各 12 克，白术、茯苓、当归、白芍、蔓荆子各 10 克，炒荆芥 6 克，柴胡、白芥子各 5 克，黄芪 15 克。

二诊 1986 年 10 月 14 日。

服药 4 周，听力稍有改善，已能听到较高声谈话，头昏目眩亦减，大便成形，纳少，舌淡，苔薄，脉细，仍以前法加减进之。

【处方】党参 15 克，炙黄芪、白术、熟地、白芍、蔓荆子、石菖蒲各 10 克，黄柏、炙升麻、柴胡各 5 克,砂仁 3 克,炒谷芽、炒麦芽各 10 克。

上药加减,连服 1 个月,听力基本恢复,已能自由对谈。电测听检查显示,骨导、气导均明显提高,于 11 月 22 日出院。

按 突发性耳聋是指突然发生听力减退,病发在瞬间,几小时或 1～2 日内,伴有不同程度耳鸣、眩晕、恶心呕吐等症。西医认为其发病是由于内耳血管病变和病毒感染引起。《素问·通评虚实论》云:"暴厥而聋,偏塞闭不通,由气暴薄也。"又云:"头痛耳鸣,九窍不利,肠胃之所生也。"《景岳全书·耳门》云:"耳聋其因有五:曰火闭、气闭、邪闭、窍闭、虚闭。"古代医者认为突发耳聋的病因有风火、气闭、气虚,以及肾虚等方面因素。证之临床,有因肾精匮乏,髓海空虚;或因肝阳上亢,肝气郁结,风火上扰清窍;或因劳倦过度,损伤脾胃,脾胃气虚,清阳不升,浊阴蒙闭清窍;或因雷炮震伤;或因耳溃脓流不止而坏其清窍。治当分辨虚实,一般而论,初病属实,久病属虚,暴聋当以实论治,然亦不可拘泥于此,尚须知常达变。如案 1 为恼怒之后,肝气郁结,而致清窍气闭,证当属实,故初用四逆散合王清任通窍活血汤,以及通气散加减,一则疏肝理气,二则化瘀通络,三则芳香走窜之麝香,开启清空之窍闭,待病情见减,则以益肾疏肝为法,以善其后。盖肝气有余,未尝肾气不虚,所谓乙癸同源也。案 2 耳聋兼有泄泻便溏纳呆,面色不华,虽为暴聋,显系脾胃素虚,气血不充,清阳之气不升,虚中挟实,正为李杲《脾胃论》所云"脾胃虚则九窍为之不利",故选陈士铎《辨证录》发阳通阴汤加减,方以四君加黄芪益气健脾,四物去川芎养血和营,柴胡升举清气,加升麻有增强升清之功,炒荆芥、蔓荆子、菖蒲清利头目、通利窍闭,白芥子温通理气,从而药中病机,病得痊愈也。

耳 鸣

张某,女,59 岁。

初诊 1986 年 9 月 9 日。

【主诉】左耳疼肿 1 个月伴耳鸣。

【现病史】1 个月前左耳因疼肿出血后,经治血止疼消,继之后耳鸣响似蝉叫,头昏胀痛,苔薄舌淡嫩红,脉细弦。证属肝胆火炽。

【治则】清肝泄热。

【处方】当归9克,白芍9克,夏枯草9克,龙胆草3克,生甘草5克,黄芩6克,柴胡5克,女贞子15克,车前子15克。5剂。

二诊

耳鸣初停,而头昏未已,颈项牵绊不舒,腰酸膝楚亦有,血压140/90 mmHg。证属肝肾不足,拟方调益肝肾之法。

【处方】枸杞子9克,女贞子12克,熟地9克,白芍9克,生葛根15克,石决明20克,潼白蒺藜^各9克,川断12克,狗脊12克,牛膝15克,桑枝寄生^各15克。7剂。

按 耳鸣一证,多责之于肝肾,以肾开窍于耳,耳又为肝之经脉所过故也。

足少阳胆经,络肝属胆,其支者从耳后进入耳中,出走于耳前,故肝胆功能失调,木失疏泄,气机郁滞,郁火上炎,循经上扰清窍而为耳鸣。如《素问·六元正纪大论》曰:"木郁之发,甚则耳鸣旋转。"又如《素问·至真要大论》曰:"厥阴之胜,耳鸣头眩。"本案初诊时诊为肝火耳鸣。治拟清肝泄火,兼养血柔肝,以龙胆泻肝汤加减,药服5剂则耳鸣止。

二诊时头昏未已,腰膝酸痛乏力,辨证为肝肾不足,治拟滋补肾精,柔肝平肝。肾开窍于耳,《灵枢·脉度》曰:"肾气通于耳,肾和则耳能闻五音矣。"肾精充盈,则听觉灵敏。肾精虚衰,耳窍失养则可见耳鸣、耳聋等症。肝肾同源,肝为肾之子,肾为肝之母,肝藏血,肾藏精,肝血充盛,血可化精,精可化血,精血同源,又称为"乙癸同源",故临床上常见肝肾两虚的患者,而少见单纯肝阴虚或肾阴虚的患者。

盗 汗

王某,男,28岁。

初诊 1985年3月26日。

【主诉】盗汗3月余。

【现病史】盗汗3月余,每夜汗出溱溱,尤以新婚后增多,头昏腰酸,神疲乏力,前医投益气养阴之黄芪、太子参、麦冬等未效,又思盗汗起于外感之后,复予宣肺化痰亦未见效而来就诊。舌红口干,纳可,大便欠爽,脉弦滑。证属阴虚火炽。

【治则】养阴清火敛汗。

【处方】当归9克,生熟地各15克,生黄芪9克,黄连3克,黄柏4.5克,桑白皮10克,地骨皮9克,龟板15克,炒白芍9克,煅龙牡各30克,炒黄芩9克,麻黄根9克,稽豆衣9克,酸枣仁9克,生甘草9克。14剂。

二诊 1985年4月10日。

7剂知,14剂后盗汗减半,君相之火虽得清而肾精之虚未能遽复,纳可便调,苔薄,舌嫩红,脉细弦。拟方益肾滋阴为主,辅以清理。

【处方】生熟地各15克,山药15克,山茱萸9克,丹皮9克,黄精15克,女贞子30克,益智仁15克,煅龙牡各30克,龟板15克,知柏各9克,甜石莲15克,生山栀6克,生甘草6克。14剂。

三诊 4月24日。

半个月来未有盗汗,精神亦较爽,纳可便调,苔脉同前。4月10日原方续服7剂。

按 盗汗3月余,起于外感之后,肺之余热未清,兼新婚燕尔,劳心劳力,肾阴有虚,君相火炽,故初诊一则以泻白散合当归六黄汤,既泻肺火,又清君相之火;二则以黄芪益气固表,龙牡及麻黄根敛汗,双管齐下而获效,方中用麻黄根者,麻黄发汗,世所固知,而麻黄根敛汗,李时珍《本草纲目》云"当归六黄汤加麻黄根治盗汗甚捷"。二诊盗汗已减半,转以滋阴益肾为主,辅以清心之莲子肉、山栀以为善后之治。

更年期汗证

梁某,女,49岁。

初诊 1986年2月25日。

【主诉】潮热盗汗1年。

【现病史】年近半百,经停1年余,烘热时骋,汗出阵作,盗汗亦频频,每晚汗出溱溱,甚则须换衣方能再睡,心烦口干,头昏耳鸣,腰脊酸冷,如水淋,不耐久立,纳可,便艰似栗,2~3日一行。苔花剥,舌嫩红少津,脉细弦。证属肝肾阴虚,肝阳易僭。

【治则】育阴益肾,平肝潜阳。

【处方】生熟地各15克,山茱萸9克,黄精15克,炒白芍9克,麦冬9克,石决明30克,钩藤15克,杜仲15克,川断15克,龟板30克,鹿角片6克,柏枣仁各9克,知柏各9克,煅龙牡各30克。14剂。

二诊

烘热已减,自汗盗汗较前为少,晚间可以不必换衣,腰脊酸冷亦瘥。大便间日而行,头昏目眩耳鸣尚存,苔花剥,舌红少津,脉细弦,仍以前方加减进之。

【处方】生熟地各15克,制首乌15克,山药15克,山茱萸9克,当归9克,炒白芍9克,丹皮9克,女贞子30克,川石斛15克,麦冬9克,菟丝子15克,肉苁蓉30克,龟板30克,石决明30克,钩藤15克,天麻10克,知柏各10克。14剂。

三诊

上方加减续服月余,随访自汗盗汗已明显改善,继续巩固治疗。

【按】本例年近半百,1年前经停后出现潮热汗出。肾气精血俱虚,天癸已竭,肝失滋养,肝阳易僭,心肝火旺,迫津为汗。既有烘热时骋之证,又有腰脊酸冷如淋之证,系任督两虚,故初诊以龟鹿二仙汤加熟地、黄精等,温肾益精为主,辅以平肝之石决明、钩藤,镇静安神之柏子仁、酸枣仁,所谓乙癸同治也。待烘热汗出瘥,腰脊之冷见减,取得初步疗效。二诊则以滋阴益肾为主,以为治本之法,然养阴无速效,非旦夕取效,后续仍需继续巩固治疗。

第五节 血液系统疾病

血小板减少性紫癜

姚某,男,29岁。

初诊 1985年7月13日。

【主诉】两下肢泛发鲜红色斑点、瘀斑1周。

【现病史】患者素体壮健无恙，1周前突然发现两下肢散在如针尖样大小的鲜红色斑点，且夹小片瘀斑，红紫相间，按之不褪色，无痛痒之感，继则发遍全身。3日后，口腔黏膜及牙龈出血，时时外溢。外院查血小板 $28\times10^9/L$，促凝血时间、凝血酶原时间、血红蛋白均在正常范围内。肝脾未见肿大，予以酚磺乙胺治疗，症状未改善。门诊诊断为"血小板减少性紫癜"入院。发病前未使用过任何药物，2~3月前接触过"苯"。刻下牙宣口苦口干，头痛，消谷善饥，府气欠畅。舌红，苔黄腻，脉象滑数。证属湿热内蕴，邪毒炽盛，热灼脉络，迫血妄行。

【治则】清热凉血止血。

【处方】水牛角30克，生地15克，赤芍9克，丹皮9克，紫草9克，茜草9克，侧柏9克，生栀子9克，黄连3克，生大黄3克，生蒲黄9克，墨旱莲30克。2剂。

二诊

腑气得通，出血见淡，未见新鲜出血点。然今增牙龈出血，量较多，苔薄黄腻，舌质嫩红。仍用前方加生石膏30克、知母9克，2剂。

三诊

皮肤出血减轻，仍有齿衄，胃纳寐佳，舌红苔薄黄，脉弦细。原方4剂。

四诊

大腿处有出现散在皮下出血，仍有齿衄，舌红苔黄腻。在原方基础上再加藿佩，7剂。

五诊

皮下及牙龈出血基本消退，血小板由 $12\times10^9/L$ 上升到 $17\times10^9/L$。纳可，便通，寐安，苔薄，脉细弦，拟滋阴清热。

【处方】生熟地各15克，玄参15克，麦冬9克，丹皮9克，赤芍9克，知母9克，黄精15克，生蒲黄9克，紫草9克，生山栀9克。7剂。

按 中医并无此病名，但从皮下出血及瘀斑、牙龈出血，属"肌衄""牙宣"范围。出血之由，可分为血热妄行以及气不摄血两类。张景岳云："动者多由于火，火盛则迫血妄行；损者多由于气，气伤则血无依存。"本则患者素体壮健，发病突然，出血鲜红，多融合成片，色瘀紫，口干口臭，消谷善饥，腑气不畅，苔黄腻，舌红，脉滑数。以皮肤及牙龈出血为主，盖脾主肌肉，龈为胃络。系温热邪毒内炽于脾胃,热灼脉络,迫血妄行,溢于肌肤,胃经气火上冲胃络,故以化斑汤合犀角地黄汤、黄连解毒汤加生大黄,2剂后腑气已通,出血见淡,牙宣亦减。前方巩固治疗12剂后,皮下出血消失,能每天刷牙而未见出血,胃纳为常,苔腻初消,以滋阴清热善其后。

第三章 医　话

舌质淡胖齿痕之我见

舌质淡胖齿痕,临床较为多见,是舌诊的一部分,舌象(舌质与舌苔)是人体内脏器官的"驻外代表",望舌诊能客观反映人体的生理功能与病理变化。通过观察舌象的变化,可以推测内在脏器的变化、体质禀赋的强弱、正气的盛衰、疾病的浅深、预后以及吉凶等,为临床诊断、指导治疗提供重要依靠,也就是"有其内,必有其外",是"脏象"学说的具体体现。

一、舌淡齿痕舌的形成

大凡内伤诸病,偏于阴虚者,初起舌稍红少津,病渐进,津伤较甚,则舌深红或舌绛而干,扪之无津,舌形多瘦小不胖,甚则为镜面舌,状如猪腰;偏于脾气虚者,舌质常淡胖有齿痕,苔薄白而润;如阳气进一步虚弱,阳虚不运,水湿内停,则舌质胖嫩且多齿痕;若阴寒内盛,则可于淡白中略露青色。

舌淡胖而有齿痕者,多系"气虚湿阻"或"阳虚水停",其形成认为是"脾胃气虚"或"脾肾阳虚",导致水谷之气不能转化为精微,反为湿、痰、水等病理产物有关,是人体水液代谢紊乱先在舌体上反映的早期症状之一,与现代舌细胞有轻度水肿、肿胀相类似。我以为舌细胞不同程度水肿,肿大的舌体因受牙龈及牙齿的阻挡,挤压而形成舌边齿痕,所以有齿痕者,舌体多肥胖,舌色多淡,与人体下肢有水肿时,可以按到凹陷性水肿之道理是相同的。根据舌体胖大的不同程度,有时在咀嚼食物时会咬到舌体,更有患者会在不经意间咬伤舌体。

二、舌淡胖齿痕的生理和病理特点

（1）舌淡胖齿痕轻微者，可以没有明显不适症状，体检也无明显异常，基本属于生理性，往往与体质有关，属于"痰湿型"较多。

（2）临床所见舌淡胖齿痕，仅是望诊中的一个部分，不能仅凭此舌而下定论，既要结合其他四诊，更须结合脏腑辨证。如有纳呆、胃脘痞胀、神疲乏力、懒言便溏等症，可辨为脾胃虚弱，气虚湿阻；如进一步有形寒，四肢不温，水肿，则为脾肾阳虚水停；如有犯肺咳嗽，痰白似沫，易感外邪，可辨为肺气虚弱；如有腰酸膝楚，耳鸣，夜尿频多，可辨为肾气虚；如有形寒肢冷，肢肿，可辨为脾肾阳虚，水湿内停；如有胸闷心悸气短，可辨为心气虚；如兼恶寒肢冷、肢肿等症，可辨为心肾阳虚，水气凌心。

三、预后

在临床诊治过程中，舌淡胖齿痕的患者往往会询问什么时候会好，据我多年临床观察体会，这种舌淡胖齿痕是不会完全消退的，仅是随着病情的改善而有所改善，或者会随着身体健康情况的变化而增大或缩小。如出现淡胖齿痕比原来增大，或不经意中常常会咬伤舌体时，也预示身体将会出现不适的症状。因此，观察舌淡胖齿痕的变化，也可以作为身体水液代谢早期紊乱的"晴雨表"。

浅谈上工治未病
——见肝之病，知肝传脾的演变

《黄帝内经》从五行生克理论确定了五脏之间相互传变的关系。《素问·玉机真脏论》云"见肝之病，知肝传脾"，认为肝病必传之于脾。这一认识，为防止病情进一步发展，为既病之防变，提出了未病先防的"上工治未病"的指导思想。但遗憾的是，未提出治疗措施。

至《黄帝八十一难经》（又称《难经》）时期，在《黄帝内经》基础上，明确提出"知肝传脾，当先实脾"的既病防传的预防性治疗原则。《难经·七十七难》云"所谓治未病者，见肝之病，则肝传之于脾，故先实其脾气，无令受肝之邪,故曰治未病。中工者,见肝之病,不晓相传,但一心治肝,故曰治已病也",明确提出知肝传脾当先实脾的治疗原则,补充了《黄帝内经》未提治疗原则的不足,提出治疗疾病应先保护未受病之脏的理论依据。

至张仲景时代,在《黄帝内经》《难经》的基础上,又发展地提出"四季脾旺不受邪,即勿补之"的观点。《金匮要略·脏腑经络先后病》云"治未病者,见肝之病,知肝传脾,当先实脾,四季脾旺不受邪,即勿补之",说明只要脾胃之气充沛,则邪不可犯,可以阻止疾病的发展和传变。这种重视脾胃之气在防病治病方面的重要作用,为后世脾胃学说的发展提供了理论依据。

张仲景指出六经传变与胃气强弱、邪气盛衰,以及治疗护理是否恰当有关。脾胃之气不足时,疾病可由表入里,由实转虚,阳证转为阴证。反之,三阴病经过恰当的治疗,正复邪衰,脾胃之气渐复,邪又由里出表,由虚转实,而转为阳明病,借阳明为出路。正如《伤寒论》189条所云:"阳明居中土,万物所归,不复再传。"另外,太阳病到第7天尚未痊愈,邪气又有传经的趋势。张仲景提出,此时针刺足阳明经穴位能增强脾胃之气,既能防止病邪传变,又能使病邪从太阳而解。《伤寒论》第8条曰"太阳病……若欲作再传者,针足阳明经使不传则愈",与"四季脾旺不受邪"的精神完全吻合,并提出治疗实脾的具体措施,针刺足阳明经的穴位只是示范方法之一。

脾胃学说的代表人物李东垣在《脾胃论·脾胃盛衰论》中提出"脾不主时""脾为至阴",又云"脾胃不足,不同余脏,无定体故也"。其实这是李东垣根据《素问·太阴阳明论》提到"不得主时"基础上进一步的发挥,认为"脾不主时",不必拘泥于脾旺之时,即《金匮要略·脏腑经络先后病》所云"四季之末各十八日",可以在一年四季之中,不论何时,均可以"脾不虚"不补,"脾不应时";只要见到脾虚症状,一年四季不论何时,均可以补脾实脾,以防传变,并将该理论延伸到防病治病养生的各个方面,是对"脾不主时"的具体示范。在此影响下,《太平惠民和剂局方》的逍遥散就充分体现治肝实脾的范例。肝藏血,体阴用阳,在疏理肝气方面,首先应用柴胡,针对"肝之用";考虑到养血,用当归、白芍,针对"肝之体";又考虑到"肝病传脾",所以配以白术、茯苓、甘草,益脾健脾,增强脾胃之气,防止肝病传脾,当先实脾。逍遥散一年四季均可应用,并不局限于"一年四季之末各十八天"方可应用,也就是对"脾不应时"的具体示范。

后世治肝之法,有不少的发展,主要多从肝之"体"与"用"两方面入手。

1. 乙癸同源

为肝肾同治法。李中梓《医宗必读》记载乙癸同源、肝肾同治,体现了肝病日久,必累及肾脏,或因肾水不足,无以滋养肝脏。肾气损伤必虚其子肝也(母病及子),而导致肝肾同病。清代高鼓峰在《医宗己任编·四时心法·二十五方主证》载有滋肾清肝饮,云:"逍遥散所不能愈者,此方妙。"柴胡、白芍、熟地、山药、山茱萸、丹皮、茯苓、泽泻、当归身、酸枣仁、山栀,名滋肾清肝饮,以六味地黄丸加柴胡、当归身、白芍、酸枣仁、山栀,取六味地黄丸合丹栀逍遥散之方义。全方重在肝肾同治,补阴敛阳,疏肝解郁,使肾气充足,相火得平,肝气得疏,肝火得清而致阴阳平和,即为乙癸同治的范例。另外有四逆散合六味丸,亦与此同理。

2. 养血濡肝法

肝为藏血之脏,体阴,故需养血以补肝之体,使肝之阴阳平衡,如补肝汤,药用当归、首乌、芍药、阿胶、枸杞子,补肝药有芍药、五味子、山茱萸、酸枣仁、当归、丹参、地黄、甘草、淮小麦、大枣,即《金匮要略》之补用酸,助用焦苦,益以甘味调之。

举以上两例示范之,临床上尚有清肝制木法、疏肝实脾法、疏肝理气法等,不胜枚举。

如何理解"胃喜为补"

一、源由

"胃喜为补"源于《临证指南·虚劳门》第十二例钟姓案,病案为"少年形色衰夺,见症已属劳怯,生旺之气已少。药难奏功,求医无益,食物自适者,即胃喜为补。扶持后天,冀其久延而已"。首次处方为鱼鳔、湖莲、芡实、金樱子、秋石。

今人孟景春在《长江医话》提出治疗慢性病不忘"胃喜为补",认为此案虽见虚劳门,但并不局限于虚劳病,在慢性病的治疗过程中,对饮食的选择应以此指导思想,确具慧眼独见,从而被广大医者高度重视并有所发挥,以此作为养生信条。

二、"胃喜为补"的指导思想

1. 有胃气则生

叶氏案中所指"少年形色衰夺,生旺之气已少,药难奏功",也就是少年久病已至后期,在当时的历史条件下,医疗技术尚未发展到现代水平,药物、食物等营养物质全赖口服入胃,全部依赖脾胃功能来吸收消化以转输供养五脏六腑、四肢百骸。本例病至后期,脾胃衰弱,胃气已败,后天生化之源已少,在此情况下,"药难奏效",所以采用饮食疗法。以"胃喜"的食物为前提,俗称"想吃什么就吃什么","冀其久延生命"而已。从本案也提示诊疗疾病,特别是慢性病,老年人有多种基础疾病时,应处处以"保胃气为第一要务",所谓"有胃气则生,无胃气则死",体现了脾胃后天之本,其在生命中的重要性。叶氏提出的"胃喜为补"的论点,可以说是脾胃为后天之本的引申,对临床治疗具有重要指导意义。

2. 何为"胃喜为补"

人体本身有自我调节的功能,身体的所需也反映在对食物的喜好上,即叶氏所云"食物自适"。什么是自适,要从身体的实际需求出发,顺其自然,顺从脾胃的喜好来选择。一是适合患者的口味,二是吃该食物后胃脘舒服,人也舒适,就是"胃喜"。患者喜欢,相对来说,食后易于消化,易于吸收,心情也会舒畅,这样的食物,对患者有益,有利于胃气的逐渐恢复;反之,对于身体不需要、不喜欢的食物,称之为"胃厌"。即使名贵的药材、山珍海味,如进补或强行劝食,也往往会出现胃脘胀痛、食欲不振、泄泻等症,不仅无益,反而有副作用。因此,叶氏认识到"药难奏效",应该先创造条件,以"食物自适,胃喜为补",待胃气渐渐恢复后再考虑其他食疗与药疗上的治疗方案,体现叶氏在虚劳病后期治疗上的先后次序,而不是刻舟求剑,为临床诊疗提供了新思路。

三、"胃喜为补"的误区

任何事物都有两面性,绝非百利而无一害。

1. 无节制地过量食用

在现代社会,国泰民安,物质丰富,因而不能以"胃喜为补""能食是福"

"吃好是福"为由,喜欢什么就吃什么,嗜食肥甘,胡吃海喝,无节制地过量食用。目前许多病都与营养过剩有关,也就是吃出来的疾病,如高脂血症、糖尿病、痛风、肥胖等。正如李东垣所云:"口嗜而欲食之,必将裁制,勿使过焉,过则伤其正。"满足口舌之欲,吃得太多,又缺乏运动,就会伤正,而"脾胃一伤,百病由生"。

2. 以饥饿疗法辟谷减肥

现代人工作紧张,饮食不节制,又缺乏运动或不运动,肥胖超重,有人又以饥饿疗法、辟谷等方法来减肥,出现厌食、消瘦、神疲乏力,女性也会因此出现月经紊乱等,损伤脾胃功能,导致机体代谢紊乱而产生其他疾病。这是从一个极端转变为另外一个极端,即使控制饮食减肥,也应循序渐进,持之以恒才是王道。

3. 老年人过度减少食量

在生活越来越好的今天,老年人为何营养不良却越来越多呢?因为老年人往往有多种慢性基础疾病并存,需要服用多种药物,堪称"药比饭多"。老年人本身随着年龄的增长,机体代谢功能低下,消化吸收均减退。在"千金难买老来瘦"的观念影响下,再自觉限制或减少食量,怕血脂升高、血糖升高,在饮食上这也忌口,那也不吃,或以素食为主,忌食鸡鸭鱼肉等动物蛋白,而产生营养不良的肌肉瘦削的肌肉减少症或贫血等。老年人肌肉减少症近年已引起高度重视,不仅机体免疫功能下降,也容易骨质疏松,而易致跌扑、骨折。因此,任何事都不能太过或不及,这两者都是不可取的。

四、合理饮食结构,饮食有度

所谓合理饮食结构,一是指荤素搭配,即不能只吃荤而不吃蔬菜,也不能只吃蔬菜而极少吃荤菜或以素食为主;二是饮食有节、有度、定时定量。在食材上不能以胃喜为补,喜欢吃的多吃,不喜欢吃的不吃或少吃;不能饥饱无常,应饮食有度,定时进食,进食的量也应控制在一定范围内等。

五、适当运动

年轻人应保持适当运动,以增强体质和脾胃消化功能。而老年人选择的运动应以自己适合的为好,量力而行,以舒适、不感到疲劳为度。如运动后产生心悸乏力、气短,说明该活动不合适,应调整运动方式、减少运动量。总之,适合自己的就是最好的,不拘于形式,不要与人攀比,也不要过于听信养生宣传,有些养生运动,并不一定适合你,反而可能有害。

论治"嘈杂",莫忘"消渴"

嘈杂一症,大抵食已即饥,或虽食不饱,古人多按痰火论治,即《黄帝内经》所云"胃热则消谷善饥"是也,然亦有因脾胃虚弱而致嘈杂者。而嘈杂与消渴病中消之消谷善饥有相似之处,如不详加分辨,二者则易致混淆而贻误病机。

消渴一症,有上、中、下三消之分。上消以善渴,中消以善饥,下消以小便如膏如油为鉴别。嘈杂之善饥,多有泛酸嗳气;而中消之善饥,多以口渴引饮、饮不解渴、多饮多尿为特点。

我曾收治一例56岁男性患者,因十二指肠球部溃疡合并上消化道出血而入院。血止后,空腹嘈杂,得食则安,间有泛酸,舌红少津。胃肠钡餐检查诊为十二指肠球部溃疡,按胃阴不足论治。给予养胃汤加减,症稍见减,予门诊随访。2个月后相遇,形体消瘦,惊问其故,方知在某院查为糖尿病、十二指肠球部溃疡。回顾2个月前之嘈杂善饥,得食则安,按嘈杂论治,似乎无可非议。殊不知消渴症之中消,亦以善饥为主症,而未进一步询问"三多"以资鉴别,说明一病之变无尽,若集数病于一人之身,其变更无穷。吃一堑长一智,后又收治一上消化道出血患者,形体肥胖,嘈杂善饥,时时索食以安其胃。胃肠钡餐检查为十二指肠球部溃疡、胃窦炎。因思前车之鉴,询问病史,虽未见明显多饮多尿,但化验血糖18 mmol/L兼消渴病。因之谆谆告诫,论治嘈杂,莫忘消渴。

考《黄帝内经》所载消渴证候,古时确诊需待"消""渴"症状显著,所谓"消"者乃形体消瘦,"渴"者谓饮不解渴,必兼见消谷善饥、小便频数、体重减轻等"三多一少"典型综合征方可定诊。然今时临床所见,消渴病多隐匿起病,常因眼科视网膜病变、肾病科蛋白尿、皮肤科瘙痒等并发症就诊而发现,典型"三多一少"症状反而不显著。此病理演变提示,医者临证当秉持"消渴病"整体观,于他科杂症中保持敏锐洞察,方能避免漏诊误治。我临证每遇

"嘈杂"患者,亦不忘消渴病前驱期可能出现的症状,在诊治过程中也发现多例早期"消渴病"。拙见或有偏颇,然今不揣浅陋,此诊疗体悟愿与同道共享,录之以示警也。

外感盗汗,切忌止涩

盗汗者,谓其似盗,乘寝而出,醒而止,《黄帝内经》称寝汗。临床习以阴虚论治,常以牡蛎散为主方。如阴虚有火,则治以当归六黄汤。结合五脏辨证,如心阴虚,则治以酸枣仁汤;肺阴虚,则治以百合固金汤;肝阴虚,则治以四物或六味地黄汤;肾阴虚,则治以左归饮,随证加减,多可获效。但盗汗一症并非全属阴虚,阳虚亦有之。《景岳全书》云:"不得谓自汗必属阳虚,盗汗必属阴虚。"然盗汗一症,不仅内伤杂证有之,外感时病亦有之。

我曾诊治一男性,花甲之年,盗汗5日,头昏头胀,四肢骨节酸楚,微恶风寒,以为"脱力"求诊。诊得脉浮,苔薄白。询问以往无盗汗史。1周前因外出天气变幻,未及时加衣,偶感风寒。2日后精神疲乏,纳食欠馨,继之盗汗。投荆防败毒散加减,1剂知,2剂愈。然未敢自信,更恐世人之未信也,后留意观察,亦不鲜见。

据余陋见,外感盗汗特点有二:一为盗汗期短,多则3~5日,少则1~2日,以往无长期盗汗史;二为多兼轻微外感症状。由于轻微,未见其形,故人未觉,莫知其情,须详细询问,方可察之。如咽部不适,或素无咳痰,而近几天有轻微咳嗽;或鼻窍欠畅,少许流涕;或头胀头痛;或四肢酸楚;或微恶寒,微热,患者常以"脱力""出冷汗""发老伤"而来就诊。此时切不可浪投止涩,以遏邪之出路,致生变端,务以祛邪为主。风寒者,辛温疏散;风热者,辛凉透解;湿热者,清热化湿。邪去正安,其汗不治而止。或曰:"外感何有盗汗,盖邪从皮毛而入,邪正相争,驱邪外出,亦必借汗为出路。"考《伤寒论》134条云:"太阳病,脉浮而动数,浮则为风,数则为热,动则为痛,数则为虚,头痛发热,微盗汗出,而反恶寒者,表未解也。"又《伤寒论》201条云:"阳明病,脉浮而紧者,必潮热,发作有时,但浮者,必盗汗出。"《医宗金鉴》指出"但浮者,必盗汗出"是为阳明表证。所谓"微盗汗出……表未解"以及"但浮者,必盗汗出",说明古圣早有外感时病盗汗之明训,非余标新立异,故背经旨,因此外感盗汗治法,切忌止涩,以免留邪生变。

眩晕论治,尚有瘀血

眩晕一症,轻者瞬时而过,重则天旋地转,恶心呕吐,目不能张,甚者觉墙翻屋倒,频频发作,而愈后如常人;亦有眩晕始作而成中风者,故眩晕一症,其预后颇难预测。对眩晕一症论治,胸中必先有定见,方不致动手便错。

我年轻时,曾治一女性,年40有余,眩晕2天来诊,伴左侧肢体轻微作麻,测血压140/90 mmHg。由于对本病认识不足,投以平肝潜阳之剂。两天后患者左下肢步履无力,由家属背来诊治,内科会诊后诊为"脑血栓形成",给予丹参注射液加入低分子右旋糖酐内静脉滴注,3日后步行如常人,眩晕亦平。盖方书论治眩晕,以风、火、痰、虚为常,与用丹参活血化瘀似乎风马牛不相及。

尔后治一男性,年逾古稀,有高血压及心脏病史10余年,3日前突然阵发眩晕,发作时天旋地转,右眼亦随之模糊不清,约3~5分钟后眼睛始清,伴恶心内泛,外院诊为"梅尼埃病",经对症治疗,病情依然如故,检查心率82次/分,频繁期前收缩,每分钟10~15次,血压170/110 mmHg。舌淡边有齿痕瘀斑,脉弦结代。诊为心气不足,络脉瘀阻,虚阳僭逆,投以益气通络,平肝潜阳。方以补阳还五汤加钩藤12克、琥珀末3克吞服,2天后复诊,眩晕竟愈,血压150/96 mmHg,期前收缩明显减少。

我从数例病例中悟出,眩晕一症,除风、火、痰、虚外,尚有瘀血一途。《杂病广要》云"诸阳上行于头,诸阳上行于目,血死则脉凝泣,脉凝泣则上注之力薄矣,薄则上虚而眩晕生焉""眩晕者……有因于瘀者",尔后加意细察。瘀血引起眩晕之特征,依我愚见有4个方面:一为舌有瘀斑;二为多系年长者;三为多有心脑血管病史;四为眩晕发作时常常伴有一侧感觉、视觉、运动系统短暂障碍。其中以第4点最为紧要。例1因未明病源,而致卒中;例2眩晕发作时伴右眼瞬时模糊不清,因及时应用益气化瘀,幸未成中,因此活血化瘀为治疗眩晕另辟一径,亦不失为预防中风的途径之一。我此后汲取教训,曾总结《活血化瘀治疗中枢性眩晕22例临床观察》一文,并发表于《新中医》杂志。

"气增而久,夭之由也"一得

"久而增气,物化之常,气增而久,夭之由也"出自《素问·至真要大论》,主要讲 2 个方面的内容。一是以饮食五味或者药物性味的偏胜作为治疗某种疾病。由于饮食五味或药物性味作用于某一脏器,能调整某一脏器的本气,从而纠正脏腑之间的偏盛或者偏衰,使疾病趋于痊愈,这是事物变化的必然规律,即所谓"久而增气,物化之常"。二是长期食用某一种食物,或者长期服用某一种药物以后,如不中病即止,就会导致脏腑之间出现新的偏盛或者偏衰,而产生新的病症,即"气增而久,夭之由也",这是事物的反面,也是所谓的"物极必反"。

我曾治一女性,钱某,32 岁,素体壮健,恣食膏粱厚味,积热内生,导致大便秘结,数日一行,每如临产之屏息挣努、额汗涔涔仍不得畅泄。虽为小恙,但苦楚难言,常灌肠或指挖始通。后偶服牛黄解毒片,便通舒畅,免去灌挖之苦,因而倍加赞赏,视为灵丹妙药。日日服用年余后,非如前灵验,腑气复不畅,2～3 日一行,1 个多月来又增胃脘隐痛,时有阵发剧痛,脘腹作胀,谷食少思,曾用西药止痛,未能缓解。来诊时舌淡苔薄白,脉濡细。时值盛暑,久服凉剂,寒凝中宫,胃络失于温煦,故胃脘隐痛绵绵,脘腹作胀者,《黄帝内经》有"脏寒生满病"之论,乃投温中散寒,佐以健运之品,以党参、白术、干姜、陈皮、半夏、良附丸煎服,3 剂后胀痛顿失,遂去干姜、良附丸,加麻仁丸善后,7 剂后大便间日一行,乃遵《素问·五常政大论》所云"无毒治病,十去其九……无使过之,伤其正也",可停药,宜当谷肉果菜调养,并嘱其每日养成排便习惯。随访半年,健为常人。本例便秘,一则未养成良好卫生习惯,再则长期恣食膏粱厚味,积热内蕴可知,属实热之证,投凉剂腑气得通,无可厚非。便通热泄,本当改弦更张、食养调之,然患者一味久服凉剂,乃"气增而久,夭之由也",应验了物极必反,从热证转为寒凝。

试论"清阳浊阴"与脾胃的关系

人体各脏腑能维持复杂的生理功能,气血之所以流行全身,循环无端,都与清阳、浊阴升降有序有密切关系,而清阳浊阴的升降有序又与五脏功能有关,其中与脾胃升降的关系更为密切。现试从其生理、病理及治疗作一探讨。

一、清阳浊阴与脾升胃降的生理特点

《素问·阴阳应象大论》云:"清阳出上窍、浊阴出下窍,清阳发腠理,浊阴出五脏。"清阳指人体的真气、元气。人体之气来源有三:一是来自父母先天之精,先天之气储于肾,由后天不断滋养,不断充实壮盛,正如东垣所云"真气又名元气,乃先身生之精气也,非胃气不能滋";二是由脾胃吸收水谷精微,称为后天之精;三是自然界的清气,从肺吸入。浊阴有二义:一是"浊阴出下窍"之浊阴,系指体内排泄物,即大小便,也是本文重点论述之浊阴;二是"浊阴归五脏"之浊阴,系指营血。

《素问·经脉别论》云:"饮食入胃,游溢精气,上输于脾,脾气散精,上归于肺,通调水道,下输膀胱,水精四布,五经并行。"所谓"游溢精气""脾气散精""上归于肺",其归途有二。一为水谷经胃的消磨、腐熟,下传小肠,分清泌浊,其精微部分经脾吸收运化,上输于肺,通过三焦分布到各脏腑,四肢皮毛九窍,供应人体功能活动的需要,即为清阳组成部分之一,故曰"清阳发腠理""清阳实四肢"。糟粕部分,即为浊阴,由大肠排出体外。其中肝气的疏泄,胆汁的分泌,协助肺、脾、胃的升清降浊,这是饮食消化、吸收、排泄的必然过程。二是水液代谢,亦由脾的运化吸收,肺的通调水道,肾的气化作用,分别清浊,使水液中的清气复上升于肺,输布至各脏器,浊者下注于膀胱而排出体外。水液的这种分清泌浊,升降通调,均以三焦为通道,其中肝的疏泄也是因素之一。糟粕部分通过二便排出体外,称为"浊阴出下窍,浊阴归六腑"。脾胃居中焦,是升降运动的枢纽,升则上输心肺,降则下归于肝肾。因而脾胃健运,才能维持"清阳出上窍,浊阴出下窍,清阳发腠理,浊阴走五脏,清阳实四肢,浊阴归六腑"的正常升降运动。假如离开脾升胃降的调节,

升清降浊是无法完成的。正如李东垣所云："升已而降,降已而升,如环无端,运化万物,其实一气也。"他认为脾胃在精气升降运动过程中具有枢纽作用。据此,李东垣又创立了"阴火"学说,认为火与元气势不两立。不过李东垣在升降问题上特别强调升发一面,他认为只有谷气上升,脾气升发,元气才能充沛,生机才能洋溢活跃,阴火才能戢敛潜降。

二、清阳浊阴与升降失常的病理特点

《素问·太阴阳明论》云:"今脾病不能为胃行其津液,四肢不得禀水谷气,气日以衰,脉道不利,筋骨肌肉皆无气以生,故不用。"这说明脾升胃降失其常度,则内而五脏六腑,外而四肢九窍都会发生种种病症,所以《素问·阴阳应象大论》云:"清气在下则生飧泄,浊气在上则生䐜胀,此阴阳反作,病之逆从。"所谓"飧泄"和"䐜胀",只不过是阴阳反作之后出现的症状,重点举例说明而已。临床所见,清浊升降失司,清气下陷与浊阴上逆都各有其一系列的症候群。脾以升清为职,脾气不升则脘闷腹胀,食后尤甚,或有泄泻、四肢困倦乏力等症。如脾气不升反而下陷,脾的运化功能明显减退,出现清气在下,湿浊内停下注。除飧泄之外,还可能有带下、崩漏、下血、脱肛、内脏下垂等。同时,因后天之本失调,生化乏源,累及全身,症状还有面色㿠白、饮食少进、精神疲乏、气怯懒言、形体消瘦等。胃以下降为顺,如胃气不降而反升,浊阴应降而上逆,除䐜胀之外,还可能出现恶心呕吐,或呃逆嗳气等症。而清阳为什么下陷,浊阴为什么上逆?李东垣对此有很大的阐发,他说"内伤饮食不节,或劳倦所伤……脾胃不足,荣气下流而乘肾肝……",说明清阳之所以下陷,关键在于劳倦损伤脾胃元气,造成荣气下流而为浊阴。反之,脾胃之气既伤,而元气亦不能充,浊阴无以出下窍,而诸病之所由生也。清阳不升是因,浊阴不降是果。

三、清阳浊阴的治疗与脾胃关系

清阳可以由于劳倦损伤脾胃元气而导致下陷,继则浊阴上逆。按治病必求其本、审因论治的原则,治疗清阳不升、浊阴不降应以恢复脾胃元气为首务。补气必须补脾,因而治疗清阳下陷必须升提阳气,补气健脾,参术芪草升柴为必用之药。李东垣在治疗脾胃方面处方用药,品类多而用量轻,升

降浮沉的配合法度森严；强调脾胃升发，用药偏重于升阳补气。李东垣创立的补中益气汤是治疗清阳下陷的一张典型示范方剂，其他诸如调中益气汤、升阳除湿汤、益气聪明汤等，都着重于益气、补气、升阳，从而达到祛邪的目的。

李东垣虽以升阳为主，但也不忽视下降的一面，不升和不降可以同时存在，升提阳气和降火亦可同用，但要权衡升降程度和缓急情况。总的以升提阳气作为基本方法，以降浊为权宜之计。如从补中益气汤方义及其随症加减，可以体会到在甘温补中、升举清阳、鼓舞胃气同时，若兼火旺之证，须加入黄柏、生地以降火泄浊，进一步可加入朱砂安神丸，以清火除烦而安心神。这就是李东垣所说"阴火"的治疗，以益元气为主，泻阴火为辅，成功地解决了"元气"与"阴火"的矛盾。

李东垣又指出："善治脾胃者，即可以调五脏。"据临床体会，其具有现实指导意义。如肺病日久，可以健脾养肺的方法，使水谷之为精微上输于肺，从而肺气得以充沛，此即"培土生金"法；肾病亦可用健脾滋水法，使肾之元阳得谷气而不断充实；心病亦可用补脾生血法，使心血充盈，心神得养而安宁；肝病可用扶土抑木法，使木赖土荣。

脾胃为后天之本，气血生化之源，灌溉五脏六腑。因此，五脏六腑之中皆有脾胃之气，说明脾胃在整体中的重要地位，只有脾升胃降，才能清升浊降，人体才能维持正常的生理功能。

"调脾胃以安五脏"与"治五脏以调脾胃"之异同

"调脾胃以安五脏"出自李东垣，而"治五脏以调脾胃"出自张景岳。《景岳全书·杂证谟·脾胃》云："善治脾者，即调五脏以治脾者是也。"两者相同的是均重视脾胃学说，然治疗各种疾病的方法各异。

李东垣强调脾胃病对五脏的影响以及五脏疾病均可通过调脾胃而达到治疗目的。《脾胃论》中"肺之脾胃虚"指出肺气虚，可通过"培土生金"法使脾胃健运，肺气得以充沛；"肾之脾胃虚"以"培土制水"法，通过健脾运脾补脾达到治疗肾病或水肿的目的。后世称脾胃为后天之本，是以脾胃为中心的指导思想。

而张景岳提出的"治五脏以调脾胃"，认为脾胃本身有病，除可以直接用脾胃病药调治脾胃外，对于其他疾病，如外感、内伤杂证而影响脾胃者，应先治其他疾病，从而达到治疗脾胃病的目的，使"食进胃强"，脾胃健运，气血生化有源；其他脏器的疾病也能因此减轻或达到治愈的目的，即"安五脏以调脾胃"。这强调了治病求本以祛除病邪，达到治疗脾胃的指导思想。他指出："今人止知参、苓、枳、术、山楂、麦芽、神曲之类乃为脾胃之药，而不知风寒湿热皆能犯脾，饮食劳倦皆能伤脾。如风邪胜者宜散之，则麻黄、桂枝、柴胡、干葛之类皆是也。寒邪胜者宜温之，则桂、附、干姜、丁香、茱萸之类皆是也……劳倦内伤者宜补之，则人参、黄芪、白术、杜仲之属皆是也。"又云："五脏之邪，皆通脾胃，如肝邪之犯脾者，肝脾皆实，单平肝气可也；肝强脾弱，舍肝而救脾可也。心邪之犯脾者，心火炽盛，清火可也；心火不足，补火以生脾可也……"张景岳强调，能祛除病因的药物皆为治脾胃病之药，故曰"善治脾者，即调五脏以治脾胃是也"。"五脏中皆有脾气"强调了其他五脏疾病可影响脾胃病的治疗。"祛邪""祛除病因"而能达到调脾胃的目的，也充分体现了治病必求其本的指导思想。

李东垣在"调脾胃以安五脏"仅提出了"肺之脾胃虚""肾之脾胃虚"，而到清代叶天士补充"心之脾胃""肝之脾胃"，则完善了李东垣学说中脾胃与其他四脏的关系。

李东垣之"调脾胃以安五脏"与张景岳之"治五脏以调脾胃"中，李东垣强调了"脾胃为后天之本"，生化之源对五脏影响；张景岳强调了除脾胃病本身疾病之外，其他的外感、内伤杂病均可影响脾胃的"胃纳""脾运"。此外，治疗疾病的药物也会影响脾胃，特别是中老年患者，有多种慢性病长期服药，堪称"药比饭多"。在治疗其他脏器病时，应处处顾护胃气，以胃气为本，保证"食进胃强"，才能在祛邪的同时顾护胃气，保证生化之源，源源不断，元气充沛，才能正能胜邪。药物的吸收也必须依赖脾胃，才能发挥治疗的作用。因此，两位前贤的学说都在强调脾胃病在治疗疾病中的作用，但各有侧重。李东垣强调脾胃病对五脏在治疗中的直接影响；张景岳强调疾病治疗过程中间接损伤脾胃，造成胃脘痛、食减、泄泻，不能只治疗脾胃病，应先祛除病因，治疗病邪，但要处处顾护胃气，保证"食进胃强"。而何为顾护胃气呢？但能去除损伤脾胃的病因，恢复脾胃的"纳""运"，即是治脾胃良药，这也是治疗脾胃病的方法。两者学术观点互为补充，使脾胃病的治疗更趋完臻。

关于"九窍不利"与"胃气"的点滴体会

李东垣在《脾胃论》中关于"九窍不利"方面，引证《素问·生气通天论》"阳不胜其阴，则五脏气争，九窍不通"；《素问·玉机真脏论》"脾不及则令人九窍不通"；《难经·三十七难》"五脏不和则九窍不通"；《素问·通评虚实论》"头痛耳鸣，九窍不利，肠胃之所生也"，所以他在《脾胃论》中称："九窍五脏主之，五脏皆得，胃气乃能通利。"

九窍不利在《黄帝内经》《难经》的相关条文中涉及五脏，而其中五脏中以"脾不及"为主，六腑中以"胃不及"为主要原因。在"脾"与"胃"之间，尤认为"胃气"是九窍不通的根本原因。清代叶天士在《临证指南医案》对李东垣"推崇备至"，于《脾胃篇》云："脾胃之论莫详于东垣，其所著补中益气、调中益气、升阳益胃等汤诚补前人之未备。"他多次在医案中提到"九窍不利，肠胃所生病也""九窍不和，都属胃病"。

对于以上《黄帝内经》《难经》，李东垣的几种提法有什么异同，我就学习《脾胃论》后谈几点体会。

一、大小肠与"胃气"的关系

两者之间主要是经络的连接。李东垣引《灵枢·本输》称《黄帝针经》有云：'手阳明大肠、手太阳小肠皆属足阳明胃经络，小肠之穴，下巨虚在足三里下六寸，大肠之穴，上巨虚在足三里下三寸，大肠主津，小肠主液。'所以大、小肠皆属足阳明胃。若饮食不节，胃气损伤，大、小肠无所禀受，小肠化物、大肠传导也不正常，故津液涸竭。故云：耳鸣耳聋、九窍不利，肠胃所生病也"。

二、关于"脾不及""五脏气争"与"胃气"关系

九窍分属五脏，肝开窍于目、肾开窍于耳……九窍各由其所属的五脏之气滋养，这就是有其内，必有其外。从外，在九窍的变化上，以推测五脏中某脏的内在变化，也是"藏象学说"的主要内涵之一。

如果"脾不及"出现"五脏气争""五脏不和"，在九窍方面就会有所反映，

所以说九窍不通与五脏有密切联系。

五脏中尤以脾为主要，胃主受纳，脾主运化。正常情况下，脾主为胃行津液输布，将水谷之精微输布全身，供应滋养五脏六腑、四肢百骸、皮毛，是人体生命活动的主要源泉。"脾不及"有2种概念，一是胃能纳，而脾不能运化；二是胃不能纳，脾没有水谷精微可以输布。《黄帝内经》云："脾无所禀，不能行气于脏腑。"这是从"脾"与"胃"之间的关系说明"脾不及"与"胃气不足"有密切关系。犹如工厂没有原材料，就不能生产产品，而没有产品作为运输对象，物流就不能正常运输一样。在此"脾不及"是以"胃气"虚弱为主，是"胃不能纳"的原材料不足问题。

三、关于"胃不及"与"百病由生"的关系

上面谈到"胃气""脾不及""五脏不和、气争"，这三者应以什么为主？其实讲"九窍不利"与"胃肠"有关也好，与"脾不及"有关，或与"五脏不和"相关也好，九窍病的原因与本质，不仅仅在"脾不及"或"五脏不和"，根本在于"胃气"。胃主受纳水谷、主熟腐，是营养物质的主要源泉，脾为胃行津液。胃气一虚、谷纳不旺，没有营养物质来源，成为无源之水、无根之木，脾就无法发挥输布精微到五脏六腑、四肢百骸、皮毛的能力，百病就会产生。李东垣通过长期临床实践，观察体表九窍不利的一个侧面，说明胃气损伤不仅限于九窍的问题，而是通过体表的九窍不利，说明与五脏气争以及"脾不及"。最后以胃气损伤为根本原因，创立脾胃病学说的著名观点，"胃气一伤，百病由生"。李东垣在《脾胃虚·九窍不通论则》云："胃者十二经之源，水谷之海，平则万化安，病则万物危。"从病因、病机、治疗、预后、摄生都以胃气为本的指导思想，紧紧抓住胃气虚弱一环，解决了主要矛盾，其他矛盾也就迎刃而解。

四、真气、诸气与"胃气"的关系

（一）真气与"胃气"的关系

"真气"又名"元气"，乃先身生之精气，非胃气不能滋之。这种先天禀受的精气，必须依赖"胃气"滋养，才能维持人体生命活动的动力，世称为"肾为先天之本，脾为后天之本"，所谓"成形在于精，养形在于谷"。

(二) 营气、卫气、谷气、清气与"胃气"的关系

《脾胃论·脾胃虚则九窍不通论》云:"胃气者,营气,运气,谷气,清气,卫气,阳气……分而谓之则异,其实一也,不当作异名、异论而观之。"李东垣指出这些气,名称各异,分开来讲各有不同的名称和不同功能,其实都是胃气的别称,不要为不同名称而受到影响,都是水谷之气变化而成。胃不受纳饮食,就没有胃气,其他诸气也无从化生,成为无源之水、无根之木,所以"胃气"有与无,全在于受纳与否,故云"有胃气则生,无胃气则亡"。

五、应客观看待"九窍病"与"胃气不足"的关系

李东垣创立脾胃学说,著脾胃论,所以强调九窍病的根本原因是"胃气不足",从一个侧面说明人以"胃气为本""胃气一虚百病由生"的原理,所以应在辨证治疗等方面处处顾护胃气。其实"九窍病"的病因有外感六淫、内伤等多方面因素,发病时间有早期、中期、晚期,发病程度有轻重缓急,人体禀赋也有强弱不同,若一概基于"胃气不足"而论,似乎欠妥,与临床实际不符。如外感六淫之邪,早期急性阶段与其相应本脏关系较为密切,久病晚期不愈与"胃气不足"可能相关密切,不能机械地将"九窍病"归属于"胃气不足",既不客观,也不符合临床实际。只有全面客观辨证地对待"九窍病"与"胃气不足"的关系,才能完整理解"九窍病"与"胃气不足"的关系,从而在治疗疾病、认识疾病的病因方面取得较好的效果。

同病异治话辨证

由于因人、因时、因地不同,同一疾病可以表现为多种不同症状,治疗原则当随之而异。因而临床治病,首重审证求因,方能有原则、有规律地加以治疗。若以一病一方或以病套方,忽视辨证,势必误入歧途。

我曾应用全国胃脘病系列协定处方治疗胆汁反流性胃炎,即可见辨证重要之一斑。如宋某,女,32 岁,有胃病史 10 余年,中上腹胀痛,情绪激动则胀痛更甚,致妨饮纳,得矢气则缓,遇嗳气则舒,间有胃脘嘈杂泛酸,胃镜检查为"胆汁反流性胃炎",长期服用甲氧氯普胺片、猴菇菌片、口服卡那霉素。治疗 2 月余,胃镜复查示"胃窦黏膜充血水肿,渗出物较多,炎症明显,胃体中

等量胆汁反流"。诸症亦有增无减,遂至我科就诊。给予气滞胃痛冲剂(由柴胡、枳实、芍药、香附、延胡索等组成,全国脾胃病组协定方,下同),每日3次,每次1包。药后4周,胃脘痛明显改善,知饥索食,食后亦舒。巩固治疗4周,诸恙皆失,胃镜复查"黏膜光滑,未见胆汁反流"。又治陶某,男,41岁。间歇性中上腹不舒8年,6年来先后黑便多次。胃镜检查为"糜烂性胃炎,胆汁反流",给予服甲氧氯普胺、卡那霉素效果不明显。就诊时胃脘灼热疼痛,时有嘈杂,知饥而不思食,舌红少津。给予阴虚胃痛冲剂(由北沙参、麦冬、玉竹、白芍、川楝子等组成),每日3次,每次1包,服药2周,症状改善。治疗2个月,胃痛消失,体重增加1.5千克。胃镜复查示"黏膜轻度红白相间,未见胆汁反流"。

上述2例同为"胆汁反流性胃炎",西医先后按炎症治疗无效,后予中药获效,说明某一种疾病,绝不局限于中医某一证。同病异证,异病同证,体现了中医治病以人为本和辨证中的灵活性。胡某以胃脘病为主,病之较重,其与情志密切相关,嗳矢二气,得气则舒,显示肝胃气滞,以气滞证论治。陶某则以灼热疼痛为主,舌红少津,实属胃阴不足,胃气失调而灼痛,以胃阴虚证论治。治法各异,而殊途同归,不仅症状消失,客观检查也证实有效。若忽视辨证,以病套证,必为"炎症"所束缚;以病套方,必为某病用某药、某方治某病的刻板公式所限制,与刻舟求剑何异也?

关于《黄帝内经》"生病起于过用"的理解

"生病起于过用"一词,出于《素问·经脉别论》:"饮食饱甚,汗出于胃;惊而夺精,汗出于心;持重远行,汗出于肾;疾走恐惧,汗出于肝;摇体劳苦,汗出于脾。故春秋冬夏,四时阴阳,生病起于过用,此为常也。"

中医认为人体是一个对立统一的有机整体,无论是脏腑经络,还是气血津液,都处于相互依存、相互转化、相互消长的动态平衡之中,人体的正常功能才能维系,适应外界环境的变化,如风、寒、暑、湿等;内在的七情变化,如喜、怒、忧、思等,才具有应变的调节能力。如果受某种不良因素的影响,超过人体所能承受的能力,致使人体不能通过自身的调节来适应,就会破坏人体内部与外界环境的平衡,使人体生理功能紊乱,气血运行不畅而导致疾病的发生。

然而,人生活在大自然之中,不可能不接触外界环境,又不是生活在真空之中与世隔绝,必然有喜、怒、忧、思。一时的喜怒忧思,或一时的过于劳苦、饮食不节,人体本身凭自身调节能力会予以化解,使机体处于动态平衡之中。但如长期环境不良刺激,以及反复多次处于忧思、悲哀、抑郁之中,或过度劳苦,从而超过了人体本身的调节能力,脏腑经络、气血津液就会失去动态平衡而导致疾病的发生,所以说"生病起于过用"的关键是"过""太过"超过人体本身调节能力。

当然,疾病的发生有外感、内伤,但此文重点是以"七情内伤"为主。结合现代社会,工作压力大,导致抑郁、失眠等;过多应酬,伤肾伤神;或有"三高"、脂肪肝等状况,应适当运动,饮食有节,不妄作劳,才是养生之道。

柴胡刍议

我习用柴胡治疗脾胃病中的胃脘痛,以肝郁气滞的胃脘胀痛为主,古方有逍遥散、四逆散、柴胡疏肝散等均以柴胡为君药,且每每获效。《本草便读》云:"柴胡,禀春气以生升,转旋枢机,主少阳表邪之寒热,味苦寒而轻举,通调上下,治厥阴热蓄之谵狂,木郁达之,疏土畅肝散结气。"叶天士在《本草经解》云:"柴胡轻清,升达胆气,胆气条达,则十一脏从之宣化,故心腹肠胃中,凡有结气,皆能散之也。故木气冲和条达,不致遏抑,横犯脾胃。"以上均说明柴胡有疏肝利胆、疏土畅肝散结气之功。王孟英云:"七情之病,必由肝起。"叶天士云:"肝为起病之源,胃为传病之所。"今人工作压力大,情绪易于波动、抑郁、饮食不节,易导致肝胃气滞,引发胃病,故用柴胡多能获效。

柴胡除疏肝利胆、散结气外,还有"转旋枢机"以升清降浊之功。李东垣的补中益气汤,除用人参、黄芪外,另以柴胡(少阳)、升麻(阳明药)升清降浊,以转旋枢机。

柴胡升发,主少阳,去诸邪。张仲景有小柴胡汤,今人以柴胡治疗外感,如柴胡冲剂。

因柴胡升散,明代名医张凤逵认为柴胡有劫肝阴之说,其实辛散之药均有伤阴之弊。一是不应过用,剂量和时间上需要掌握,中病即止;二是在治疗疾病时,应详察肝气郁结之由,是否有肝血或肾阴不足,水不涵木。必要时可适当加入养肝血、滋肾阴之品,如女贞子、首乌、当归、白芍等,以防劫肝肾之阴,所谓乙癸同源,乙癸同治;三是配伍其他理气药物时不选过于辛温疏散之品,如香附、木香、乌药之类,而用玉蝴蝶、八月札、香橼皮、佛手等。

北五加皮治风湿性心脏病一得

五加皮古来无南北之分,《神农本草经》列为上品,临床习用于祛风化湿、强健筋骨。

我于数十年前曾治一风湿性心脏病关节疼痛,处以养血祛风化湿之品,内有五加皮一味20克。药后3日来诊,患者愁眉苦脸,头昏目眩,精神委顿,诉气急改善,然反增恶心呕吐,谷食不思。第3剂煎而未服,诊其脉已由数脉转为迟缓,因思祛风化湿之药多系辛温香燥,伤脾败胃,在所难免,呕吐之后,谷食少进,则头昏无力,势所必然。至于脉转迟缓,则未予重视,更未深究。不久,又治一风湿病,亦用五加皮5剂,复诊时其副反应同前,猛悟其中必有缘故,逐一翻阅所用方药之药理,始知五加皮有南五加、北五加之分。北五加皮有类似毛地黄作用,亦有民间用北五加皮浸酒服后致死之报道。但上海地区所用五加皮系北五加抑或南五加,请教药肆,方知上海地区所用五加皮系萝藦科杠柳属植物,实为北五加,其功效完全不同于五加科植物南五加。胸无成竹,岂能灼见一药之初终转变。

后治一女性49岁,风湿性心脏病史15年,心功能Ⅲ级,长期服用地高辛(每日1~2片),心率120次/分左右,房颤,常年卧床不起,体质极差,四肢关节酸痛,经常因感冒诱发心力衰竭急诊或住院。诊时下肢水肿,心悸气短,夜难平卧,口唇发绀,脉促结代,舌暗边有齿痕。按痹证久病入心,心痹脉阻,心肾虚衰,水饮内停,凌心射肺论治。投真武汤加移山参、桂枝、丹参治疗月余,寸功未进,因思前之北五加皮能使数脉转为迟脉,故于方中加入北五加皮20克、车前子30克、半夏9克。5剂竟水肿减半,心率减为80次/分。嘱遽减地高辛,10剂后水肿全消,停用地高辛,北五加皮改为9~12克。巩固治疗1个月,患者已能起床料理一般家务,并能步行2~3站来回路程。随访4年余,病情稳定。该例取效,绝非偶尔幸中。尔后凡遇风湿性心脏病合并慢性心力衰竭出现气急、水肿,多在辨证基础上加用北五加皮,剂量亦从 20 克增至 30 克,取效后逐渐减量。前之主观臆测,实为医之大忌;后之兴利除弊,获益匪浅。

服人参不必忌食萝卜

服人参忌食莱菔(萝卜),民间有此传说,部分药书也有此说,所以用人参时,医者常告忌吃萝卜,已成惯例。目前多数膏方在服用说明时也将萝卜列为忌用范围,认为人参补气,萝卜消气,二者同用会影响人参的补气作用。其实不然,人参补气,补人之元气;萝卜消气,指消化不良引起的脘腹胀气,其含有丰富淀粉酶,有助消化及消除胀气,既可以减少人参服后引起的滞气,更可以促进人参的吸收,所以服人参不必完全忌萝卜。不忌服萝卜,不等于可以随意嗜食。《素问·至真要大论》云:"气增而久,夭之由也",说明某一种药物或食物的四气五味可以纠正人体阴阳的偏颇,但如果长期过多食用某一种药物或食物,也会使人体产生新的不平衡,称之为"夭之由也"。因此,在服用人参的同时,少量或偶尔配合食用萝卜是可以的,但以胃脘舒适为宜。太过与不及均是出现"夭"的原因。

另外,萝卜(包括莱菔子)能很好地消除脘腹胀气及气滞食积之便秘。我在临床常与枳壳或枳实、川朴配伍而达到消胀通便的作用。枳壳或枳实视人而用,一般可用到 15～30 克之间。另有地骷髅,是埋在地下的萝卜,经过一个冬天,萝卜之肉已干枯,仅存下一些皮及筋络,形如骷髅,故称为地骷髅,其消食通气的作用已远不及萝卜及萝卜子,可用于体弱而需要消食通气的患者。

痛泻要方体会

一、原由

吴崑《医方考·卷二·泄泻门十二》曰"泻责之脾,痛责之肝,肝责之实,脾责之虚,脾虚肝实,故令痛泻",未注明痛泻要方方名;又云"伤食腹痛,得泻便减（指伤食腹痛，泄后腹痛就减轻了），今泻而痛不止（指一次泄后痛减，尔后仍反复腹痛欲泻），故责之土败木贼也"。此为伤食腹痛泻后痛减与脾虚肝实泻后痛不减的鉴别。

叶天士《临证指南医案》曰："肝克脾则腹胀，便或溏或不爽……木郁不达，风木冲击而贼脾土，则痛于脐下。"痛泻要方最早见于《丹溪心法卷二·泄泻十》，当时也未标明方名，只标明"治痛泻"，原方为炒白术、炒白芍、陈皮、防风，后补记久泻加升麻。丹溪"有方无名"。明代虞抟《医学正传》首次称此方为"痛泻要方"，并注明是刘草窗（明代宣德景泰年间文人，有言涛善医者，授惠民局副使，兼太医院官职。江苏省苏州人，名溥，字原博，草窗为其别号）之方。痛泻要方四味药有四种不同名称，分别为痛泻要方、白术芍药散、防风芍药散、白术防风散。

《丹溪心法·六郁》云："气血冲和，万病不生，一有怫郁，百病生焉。故人身诸病，多生于郁。"目前社会中，因怫郁而致诸病者多也。

脾的正常运化功能依赖于肝的正常疏泄，肝只有对脾土加以正常的疏泄条达，脾土才不壅不滞，运化如常。《素问·宝命全形论》曰："土得木而达。"唐容川《血证论》曰："食气入胃，全赖肝木之气为以疏泄之，而水谷乃化。"此称之为"肝木疏脾土"。反之，肝之疏泄条达又有赖脾运化水谷精微的濡养，方能阴阳调和，刚柔相济（肝体阴用阳），此称之为"脾土营肝木"。以上均说明肝脾相互协调，方能阴阳调和，气血调畅，肝可影响脾，众人皆知，而脾累及肝而病，则鲜知之也。与前"土败木贼"同理，治应扶土抑木法为主。

二、临床应用体会

我临床习用"痛泻要方"治脾虚肝实之痛泻，并据"痛泄"之诱因不一，辨证加减。如系肝气郁结，情绪波动或紧张引发，则常加柴胡、香附等增强疏肝理气之药；如系受凉，以空调或饮凉或喝啤酒引发，则加肉桂、煨肉果、炮姜、吴茱萸等；如系饮食不节，过食油腻引发，则加木香、黄连、山楂、神曲等；如系脾虚，则常合参苓白术散；如系胆囊术后，则常加柴胡、郁金、鸡内金、金钱草等合用。

曾治刁某，男，37岁，两年前曾患急性腹泻，尔后大便经常质稀，受凉则腹痛肠鸣而泻,泻后痛减,纳谷不香,神疲乏力,苔薄舌淡,予痛泻要方加味,处方柴胡、延胡索、陈皮、白芍、白术、防风、山药、扁豆、茯苓、炮姜,服药月余而愈,后以参苓白术散巩固之,随访半年未发。

又治彭某,女,72岁。胆囊术后20余年,经常泄泻,半个月前因做肠镜检查,服泻药后诱发肠鸣腹痛泄泻,泻后痛减,初自疑系泻药致肠功能紊乱,自服蒙脱石散,泄泻止1~2日,停药则痛泻复作,日行3~4次。曾就诊给服蒙脱石散、可乐必妥(左氧氟沙星片)、米雅(酪酸梭菌活菌片)、得舒特(匹维溴铵片),服药时得止泻1~2日,停药则痛泻发作而来中医就诊。患者神疲乏力,纳可,腹冷喜暖,苔薄脉细,肝脾不和,脾阳不振。处方柴胡、延胡索、陈皮、白芍、白术、防风、炮姜、官桂、山药、茯苓、煨肉果,7剂,并嘱停服西药。然痛泄稍减未已,忆前泄泻,我曾以附子理中汤获效,故改痛泻要方加附子、炮姜、党参,7剂后大便成形,继服7剂,后以参苓白术散加炮姜以善其后,随访3个月未发。

升阳益气六方异同

补中益气汤,调中益气汤,补脾胃泻阴火升阳汤,黄芪人参汤,升阳益胃汤,以及清暑益气汤六组处方临床应用有异同。

金元时期,战乱频仍,民生凋敝。正如明代孙东宿《医旨绪余·列张刘李朱滑六名师小传》所载,时人疲于奔命,多因劳倦、忧思、饥饱失宜致脾胃受损。此际,饥饿流离引发之疾患,常始于脾胃气虚,继而阴火内生,其症虽与外感相似,实则迥异。然当时医家多循旧例,以《太平惠民和剂局方》之成法不加辨证施治,致疗效不彰,甚或危及性命。

李东垣独辟蹊径,创立脾胃内伤学说,提出"脾胃损伤,百病由生"之论,阐明"火与元气不两立,一胜则一负"之理。其学术创新,既源于时人病理之独特,亦针对当时医界泥古不化之弊。

李东垣所制此六组方剂,均以升阳益气为基本治则,用于调治脾胃损伤所致诸症。笔者现结合临床体悟,对该六组方剂之异同进行系统梳理与分析,冀能深化对李东垣学术思想之理解与应用。

一、共同点

此六组方剂皆以脾胃元气受损为病机根本,针对不同季节时令、病因诱因及兼夹症状,灵活化裁用药。然万变不离其宗,始终恪守升举脾阳、补益元气之大法。

补中益气汤作为其中代表方剂,有益气升阳、调补脾胃之功。其余五方虽药味有所增减,或侧重祛湿,或兼以清热,或佐以散寒,但均以补中益气汤为基础框架,紧扣脾胃元气损伤之病机,通过调整药物剂量与配伍,实现因时、因地、因人制宜之精准施治。

二、不同点

(一)补中益气汤

李东垣秉承《黄帝内经》"正气存内,邪不可干"之旨,深入剖析外感六淫与内伤诸因(饮食失节、劳倦过度)对脾胃元气的戕害机制。其理论认为,脾胃元气受损后,谷气不得正常升清,反而下流,致使阴火(心火、包络之火)乘虚上逆,进而引发气高而喘、身热烦扰、脉洪大且头痛、烦渴不止等症候。此类症状虽与外感表证形似,实则却有着本质差异。

外感之邪侵袭人体,多伤及形体肌表,属邪气有余之实证,故治疗当遵循《黄帝内经》"实则泻之"之原则,施以解表祛邪之法。而内伤之疾,其根本在于无形元气耗损,属本虚之证,治疗自当以"虚则补之"为要,宜用补益之剂培补元气。若将内伤阴火之证误作外感论治,妄施汗、吐、下之法,无异于"虚其所虚",徒伤正气,正如李东垣所言"如此死者,医杀之耳",此乃医者之大忌。

基于上述理论,李东垣匠心独运,以"甘温除大热"为核心治则,创制补中益气汤。方中黄芪、人参、白术、甘草组成甘温益气之主剂,培补脾胃元气;升麻、柴胡升举清阳,助脾胃之气升腾;当归养血和营,陈皮理气醒脾,使补而不滞。全方共奏益气升阳、甘寒泻火之效,其深意在于警醒后世医家切不可将内伤阴火之证与外感表证混为一谈,务必明辨虚实,精准施治,方能彰显中医辨证论治之精妙。

(二)补脾胃泻阴火升阳汤

该方以黄芪、人参、柴胡、升麻、甘草五味为基础,与补中益气汤药味相合,共奏升阳益气之效。针对阴火亢盛之候,复增三法用药,彰显李东垣辨治精妙。

1. 药物配伍特色

风药升发:配伍羌活等风药的运用,既顺应脾胃升清之性以升阳,又借"风能胜湿"之理祛除湿邪,更可激发胃气。羌活,取其味辛性温,具升阳举陷、祛风胜湿、鼓舞胃气三重功效,契合"脾主升清"之性,助脾胃气机斡旋。

加清热药物:黄芩、黄连、石膏专为"阴火"而设。黄芩苦寒,清上焦肺火;黄连苦寒,泻中焦胃火;石膏辛寒,清阳明气分热,直折阴火上逆之势。

燥湿易药:以苍术易白术,重点在于强化化湿之力,苍术辛香苦温,长于燥湿健脾,较白术更善祛中焦湿浊,与李东垣"湿盛加平胃散"之法相呼应。

2. 随证加减依据

李东垣在《脾胃论·脾胃胜衰论》中明确指出"脾胃不足,不同余脏,无定体故也",强调脾胃为后天之本,其病可累及四脏,故治疗需兼顾他脏虚实。脉缓、怠惰嗜卧、泄泻者,属湿邪困脾,加平胃散燥湿运脾;脉弦、自汗、肢热者,精血亏虚,用黄芪建中汤温补气血;脉虚血弱,取四物汤养血;真气不足,选四君子汤补气;口渴、小便异常,则从五苓散去桂化气利水。此皆体现"惟益脾胃之药为切",且随证灵活加减的辨证思维。

李东垣更深入阐述脾胃病变传变规律:饮食伤胃,致气短神疲、虚火上炎,累及肺脏;劳役伤脾,见倦怠泄泻,影响胃之津液输布;脾病及肾,发为骨蚀,充分揭示脾胃虚弱引发多脏病变的病理机制。

(三) 调中益气汤

调中益气汤乃李东垣针对补中益气汤证兼夹湿邪的精妙化裁,其核心在于调和脾胃元气不足与湿邪壅盛之矛盾。方中以苍术易白术,苍术辛温苦燥,燥湿运脾之力尤胜,可速祛中焦湿浊;以木香易当归,木香辛行苦降,功善行气止痛、醒脾和胃,既助苍术化湿,又可防补气之品壅滞气机,其余诸药与补中益气汤保持一致,共奏益气升阳、祛湿和中之效。

该方尤为适用于夏季暑湿之证,针对肢节烦疼、身重困乏、口淡无味、倦怠乏力、心烦不宁、嗜睡等症状,切中病机。其组方思路与补脾胃泻阴火升阳汤加减法中"挟湿加平胃散"异曲同工。

(四) 黄芪人参汤

黄芪人参汤是李东垣用以治疗素体脾胃元气不足,复感外邪,暑热伤气所致肺气阴两虚病症的方剂。

患者素体脾胃元气虚弱,脾胃为后天之本,脾胃虚弱则气血生化无源,机体失于濡养,又遭暑热之邪侵袭,暑为阳邪,其性炎热升散,易耗气伤津,导致肺气阴两虚,故而出现纳呆,因脾胃虚弱,运化失常;多汗,乃暑热迫津外泄,且气不摄津;胃胀,是脾胃气机不畅;四肢无力的痿弱,为气血不足,肢体失养。

方中黄芪、人参、甘草、升麻四味与李东垣治疗常用的五味药(黄芪、人参、甘草、柴胡、升麻)相似,意在益气升阳、补中益气。加入麦冬、五味子,即生脉散,针对肺气阴伤的病机,以泻火保肺气阴。另加苍术,苍术辛苦温,燥湿健脾,可助脾胃运化,以除脾胃之湿浊。若有热象,加黄柏或黄芩清热,黄柏苦寒,可清肾血之热,在本方中可清下焦之热;黄芩苦寒,能清肺热等,可根据具体热邪所在部位及程度选用。

(五) 清暑益气汤

清暑益气汤是李东垣针对长夏湿热气候下脾胃元气易伤而设立的方剂。

长夏时节,湿热交蒸,人体易受其邪,导致脾胃功能受损,出现四肢困倦、精神短少、懒于动作等症状,甚则气高而喘、身热而烦。李东垣认为此时暑热不仅伤脾胃之气,还伤及肺的气阴,故以清解暑热、益气升阳为主要治法。

该方是在补中益气汤的基础上去掉柴胡,加入苍术、黄柏、葛根、麦冬、五味子。其中,去掉柴胡可能是因长夏湿热重,柴胡升散之力恐助热邪。加苍术可燥湿健脾,以化除脾胃之湿邪;黄柏清热燥湿,与苍术配伍,增强清热化湿之功;葛根为阳明经药,能升阳生津、解肌退热,又能鼓舞脾胃清阳之气上升而止渴;麦冬、五味子与方中的人参组成生脉散,具有益气养阴、敛汗生津的作用,可滋养肺之气阴,防止暑热耗气伤阴。

清暑益气汤与黄芪人参汤均用于治疗暑热伤及元气之证,但清暑益气汤所治病症较黄芪人参汤更重。清暑益气汤在黄芪人参汤原方基础上加了葛根一味,二者都注重益气升阳及顾护肺气阴,但清暑益气汤更强调暑湿对脾胃元气的损伤，用药上清热化湿之力更强。

王孟英认为："东垣虽有清暑之名，而无清暑之实。"实际上王孟英的清暑汤以暑热伤肺脾气阴为主，症状可见舌绛、咽干、纳呆、便秘、神疲等，其用药以清暑为主，益气为辅，仅用一味西洋参来益气。而李东垣的清暑益气汤则偏重于暑湿伤脾胃元气，以益气升阳为主，清暑湿为辅，用药较为全面，兼顾补气、升阳、清热、化湿、养阴等多个方面。

上述三方（调中益气汤、黄芪人参汤、清暑益气汤）虽均为治暑湿、暑热之证而设，然其组方用药各有千秋，皆紧扣"脾胃元气本虚为内因，暑湿侵袭为外因"之病机核心。因暑性升散，最易耗气伤津，故三方皆以升阳益气为主导，同时针对湿、热、阴伤等不同兼证灵活化裁，充分彰显中医辨证论治之精妙。

(六) 升阳益胃汤

升阳益胃汤是出自《脾胃论·肺之脾胃虚论》中治疗脾胃虚弱兼湿热之邪的经典方剂。

秋令之时，天气转凉，湿热之邪虽有所减退，但脾胃之气已因之前的湿热侵袭而受损，呈现出脾胃虚弱、元气不足之象。此时，湿邪与热邪留恋不去，蕴结于中焦，导致一系列症状的出现。如脾胃虚弱，运化失常，则纳少乏味；元气不足，清阳不升，不能充养周身，则乏力嗜睡、四肢不收；湿邪阻滞经络关节，气血运行不畅，故体重节痛；湿热内蕴，灼伤津液，可见口苦舌干；卫气虚弱，不能固表，风寒之邪易侵，故而洒淅恶寒。

该方以补中益气汤为基础进行化裁。去升麻，因升麻升散之力较强，恐其在秋令阳气收敛之时过度升散；去当归，是因当归偏于养血活血，对于此时以脾胃气虚兼湿热为主的病机不太适宜。加半夏、黄连，取其燥湿清热之功，以清除中焦湿热之邪；羌活、独活、防风等风药具有升阳胜湿、祛风、鼓舞胃气的作用，可助脾阳升发，驱散肌表及经络之湿邪；茯苓、泽泻淡渗利湿，使湿热之邪从小便而去。

升阳益胃汤虽名为"益胃"，但从药物组成及配伍来看，重点在于升脾阳、益元气，通过多种药物的协同作用，对脾胃虚弱兼夹湿热之邪的病机进行全面调治，使脾胃功能恢复正常，湿热之邪得以清除。

李东垣所创的这六组处方，紧紧围绕脾胃虚弱、元气不足的核心病机，依据不同季节、病因以及病症的不同表现,灵活化裁。

1. 基本用药的精妙变化

升阳益气的黄芪、甘草、人参、柴胡、升麻五味药,堪称这六组方剂的基础骨架。补中益气汤、补脾胃泻阴火升阳汤、调中益气汤完整运用了这五味药,以发挥其升阳举陷、益气健脾之效。黄芪人参汤、清暑益气汤不用柴胡,可能是考虑到在暑热伤气的情况下,柴胡的升散之力恐有耗气之嫌;升阳益胃汤不用升麻,或许是因秋令之气渐敛,升麻的升散作用过于峻猛,不利于气机的平稳。

2. 风药的巧妙运用

补脾胃泻阴火升阳汤中用羌活,升阳益胃汤中用羌活、独活、防风,这些风药味辛性温,既能升发脾阳,使清阳上升,又能胜湿祛风,驱散经络关节中的湿邪,还能鼓舞胃气,增强脾胃的运化功能。风药的运用,体现了李东垣对脾胃生理特性和湿邪致病特点的深刻理解。

3. 清热药(泻阴火)的精准选用

补脾胃泻阴火升阳汤选用黄芩、黄连、石膏,针对脾胃元气不足、阴火上逆的症状,直折火势;黄芪人参汤和清暑益气汤用黄柏,清下焦之热;升阳益胃汤用黄连,燥湿清热,清除中焦湿热。不同清热药物的选择,精准地针对了不同方剂所主治病症的热邪部位和性质。

4. 养阴生津药物的合理配伍

黄芪人参汤中麦冬、五味子与黄芪、人参等配伍,益气养阴,敛汗生津,治疗暑伤肺气阴两虚之证;清暑益气汤中葛根、五味子、麦冬的组合,不仅能养阴生津,葛根还能升阳生津,适用于暑热伤脾胃元气且气阴两虚较重的情况。养阴生津药物的运用,既补充了暑热所伤的阴液,又与益气药物相伍,体现了气阴双补的治疗原则。

5. 方剂体现学术思想

补中益气汤以甘温之剂治大热,强调内伤发热与外感发热的鉴别用药,体现李东垣对疾病本质的深刻认识。补脾胃泻阴火升阳汤针对脾胃元气不足、阴火症状明显的病症,通过灵活的加减法,治疗其余四脏疾病,充分体现"调脾胃以治五脏"的学术思想,凸显脾胃在人体生理病理中的重要地位。

6. 治疗暑热、湿盛、湿热方剂的比较

调中益气汤主治脾胃元气不足兼夹湿邪，重在调和脾胃、祛湿化浊；黄芪人参汤治疗脾胃元气不足兼暑伤肺气阴两虚之证，益气养阴与清暑热并重；清暑益气汤以暑伤脾胃元气为主，气阴两虚较黄芪人参汤更重，增加葛根升阳生津，全面调理暑热所致的气阴两伤；升阳益胃汤针对长夏脾胃之气不足兼夹湿热之邪，升阳益气、燥湿清热并举，恢复脾胃功能，清除湿热之邪。

这六组方剂是李东垣脾胃学说的具体体现，从基本用药到药物的加减变化，从不同功效药物的运用到方剂的主治病症，都蕴含着深刻的中医理论和丰富的临床经验，为后世医家治疗脾胃相关疾病提供了重要的借鉴和启示。

《伤寒论》复脉汤与《温病条辨》加减复脉汤之异同

一、病因病机不同

《伤寒论》中所述的脉结代，病机为寒邪侵袭致阳气受损，进而出现心阳不振、心血不足的病理状态。其中第182条记载："伤寒脉结代，心动悸，炙甘草汤主之（又名复脉汤）。"该方以通阳复脉、滋阴补血为主要功效。

而在《温病条辨》中，脉结代的形成源于温邪耗伤阴液，或因误用解表发散之法致使津液耗竭。此时，当以加减复脉汤滋复津液。《温病条辨》下焦篇第6条指出"温病误用升散，脉结代，甚则脉两至者，重与复脉"；第1条云"脉虚大，手足心热甚于手足背者，加减复脉汤主之"；第2条载"温病误表，津液被劫，心中震震，舌强神昏，宜复脉法复其津液"；第8条亦言"热邪深入，或在少阴，或在厥阴，均宜复脉"。

二、主治症状不同

《伤寒论》中记载"伤寒脉结代，心动悸"，原文仅提及脉结代与心动悸，未明确具体伴随症状，需通过脉象来推断病情。

反观《温病条辨》，加减复脉汤的主治症状呈现多维度特征。

（1）在脉诊表现上，主要包括因误施解表、攻下之法后出现的脉虚大，且手足心热（里热）明显甚于手足背；脉结代，严重者甚至出现脉两至；脉尚躁盛；脉细促（脉数且节律不规整）；脉数等异常脉象。

（2）患者常自觉心中悸动不安，可伴有心中憺憺、剧烈跳动或疼痛等不适。

（3）出现口燥咽干、精神倦怠、嗜睡，甚至出现舌体强硬、神识昏蒙的症状。

（4）部分患者可见耳聋、面赤、小便短赤、大便秘结等症。

（5）舌象方面，多表现为舌红、苔黄，或苔如枯草般干燥，甚则苔干黑并伴有芒刺，舌面干涩缺乏津液滋养。

（6）对于"劳倦内伤后复感温病，且六七日病情仍未缓解"的患者，同样适合复脉法治疗。

联系"新冠"疫情时期，部分患者存在心功能损害，出现心律失常、听力损伤，甚至耳聋等后遗症，这一现象为中医运用相关理论治疗新冠后遗症提供了思路。此外，劳倦内伤与老年人基础疾病密切相关，诸如糖尿病、冠心病、慢性阻塞性肺疾病等，使他们更易感染新冠病毒。西医针对感染后发热不退的情况，常采用支持疗法提升免疫力；而中医则早有复脉之法，通过扶正祛邪达到治疗目的。

在疾病辨治方面，《伤寒论》针对太少两经同病，创立麻黄附子细辛汤，正如301条所述"少阴病，始得之，反发热，脉沉者，麻黄附子细辛汤主之"。《温病条辨》下焦篇第4条指出"劳倦内伤，复感温病，六七日不解者，宜复脉法"；第2条记载"心中震震，舌强神昏，宜复脉法复其津液，舌上津回则生；汗自出，中无所主者，救逆汤主之"。由此可见，《伤寒论》与《温病条辨》在部分学术观点与用药思路上存在相通之处。

三、用药与剂量之不同

1. 剂量差异

《伤寒论》中炙甘草汤的组方为：炙甘草四两、生姜三两、人参二两、生地黄一斤、桂枝三两、阿胶二两、麦冬半升、麻仁半升（约合半斤），配以大枣三十枚。《温病条辨》的加减复脉汤组成为：炙甘草六钱、干地黄六钱、生白芍六钱、麦冬五钱、阿胶三钱、麻仁三钱。相较之下,两方药物组成虽有相似,但剂量配比差异显著。

2. 煎煮方法的区别

在煎煮方式上,《伤寒论》记载的炙甘草汤煎法颇具特色:以古代十六两制换算,方中药物总重四十六两(合二斤十四两),另加大枣三十枚。将九味药材以清酒七升、水八升,共十五升为煎液,煮取至三升,去渣后加入阿胶烊化,每次温服一升,一日三次。如此煎法,药汁浓缩至原体积的五分之一,煎煮时间长,药液浓度高;清酒与水同煎,借清酒通经络、利脉道之效,以达止动悸、复脉象之功,故该方又名"复脉汤"。

《温病条辨》的加减复脉汤,其煎煮法为:以水八杯煎药,煮取六杯四(即原水量的五分之四),分四次服用,日间三次,夜间一次。此方药物总重二十九钱(约合二两九钱),药量仅为炙甘草汤的十七分之一(尚未计入大枣)。此外,该方仅用水煎煮,相较之下煎煮时间短,药汁留存比例高,体现出与炙甘草汤截然不同的用药特点。

3. 剂量差异导致的功用分化

由于剂量配比的显著差异,两方在临床功效上呈现出不同的侧重。《伤寒论》中的炙甘草汤,方中人参、桂枝、生姜、大枣相伍,意在温补脉中之阳气,恢复脉道的温通之性;而生地用量尤为突出,按古制十六两为一斤计算,其用量达一斤之重,是炙甘草四两的4倍,配合阿胶滋阴补血,全方形成益气温阳与滋阴养血并重的配伍格局,阴阳双补以复脉。

反观《温病条辨》的加减复脉汤,在组方上舍弃人参、桂枝、生姜、大枣等温补阳气之品,加入芍药敛阴和营。该方基于"阳亢阴竭"的病机认识,认为此时不可再用补气温阳之药助阳,以免加重阴阳失衡。正如书中所言"用古法而不拘用古方,医者之化裁也",体现了灵活化裁古方、因证施治的学术思想,其专注于滋阴养液,以救耗竭之阴津,恢复脉道的濡润。

四、加减复脉汤的变化

(1)针对阴阳欲脱的危急证候:在加减复脉汤的基础上,去除麻仁,加入龙骨四钱、生牡蛎八钱。此变方意在收敛固脱,防止阴阳之气外越。

(2)若患者在攻下之后出现大便溏泄、滑脱不禁的症状:采用一甲复脉汤进行治疗,即于加减复脉汤中去除麻仁,加用牡蛎一两。牡蛎味咸质重,具有收涩之性,能够固涩止泻,防止因大便溏泄而进一步耗伤津液。

(3) 当热邪深入下焦,出现脉沉数、舌干齿黑,且手指自觉轻微蠕动,呈现出动风之象,需紧急预防痉厥发生时:宜用二甲复脉汤。该方是在一甲复脉汤的基础上,再加鳖甲八钱。鳖甲咸寒质重,既能滋阴潜阳,又能镇惊息风,配合牡蛎,可滋补肾水以平息肝风,体现了中医"乙癸同源"(肝肾同源)的理论思想,旨在滋水涵木,防止肝风内动。

(4) 若热邪深重,厥逆明显,脉象细促,患者自觉心中悸动不安,甚至出现心痛症状:此时当用三甲复脉汤。该方是在二甲复脉汤的基础上,加龟板一两。龟板滋阴潜阳,益肾健骨,又可养血补心。在此方中,针对水不制火、心肾不交而致的心促、心痛之症,龟板与牡蛎、鳖甲相伍,共奏滋阴潜阳、交通心肾之功。

《温病条辨》中的加减复脉汤,其主要目的在于滋复被耗竭的津液。一甲复脉汤加用牡蛎,侧重于固涩止泻以护津;二甲复脉汤加用牡蛎、鳖甲,重在镇惊息风,滋肾平肝;三甲复脉汤加用龟板,则着重于滋阴养血、交通心肾。一甲、二甲、三甲复脉汤分别针对不同的病理变化,在固涩津液、镇惊息风、交通心肾等方面各有侧重,体现了中医临床用药随证化裁、灵活多变的特点。

五、用药禁忌

(1) 对于体内壮火炽盛仍未消退的患者,不宜使用复脉汤、定风珠之类的方剂。此类方剂多具滋补之性,若壮火尚盛时用之,恐有闭门留寇、助火生热之弊。

(2) 若患者属于阴虚之体,且有发痉之趋势,不可使用青蒿鳖甲汤。该方主要用于治疗温病后期,邪伏阴分证,若阴虚欲痉者用之,恐难达预期疗效,甚至可能加重病情。

《温病条辨》在治疗真阴欲竭、救复津液方面有丰富的用药经验。除了常用的生地、麦冬、甘草、阿胶等滋阴之品外,还运用了龟板、鳖甲、牡蛎等咸寒之药,以及淡菜、鲍鱼、海参(如小定风珠,见《温病条辨》第15条;专翕大生膏,见第78条),同时选用鸡子黄、羊腰子、猪脊髓等血肉有情之品。从现代医学角度来看,这些药物大量补充了高蛋白质物质,有助于增强机体免疫力,促进患者康复。在当时的历史条件下,吴瑭能有如此深刻的认识,实属难能可贵,为后世医家在临床实践中提供了重要的借鉴与学习思路,值得我们深入研究并灵活运用。

第四章
膏　　方

第一节　临床经验体会

一、膏方组方的总体原则

膏方组方突出以"平衡"为主的指导思想，一是调整人体阴阳、脏腑之间的"平衡"，达到"阴平阳秘，精神乃治"；二是组方之间"平衡"，处理好"扶正与祛邪""寒热温凉"等方面的"平衡"，不使太过而产生新的"失衡"。

组方以辨证施膏为基础的原则，针对个体差异"度身量做"，主要处理以下几方面的关系。

1. 扶正与祛邪的关系

膏方重点是强身防病，故以扶正为主、祛邪为辅，膏方不是滋补药的堆集，若一味滋补，而不顾及疾病缓解期尚有余邪，"灰中有火""虚中有实"，势必恋邪，反而有害。

2. 处理寒热温凉的关系

人体阴阳、肮脏功能失调，往往不是单纯阴虚、阳虚、气虚、血虚，有时也不是一脏有病，而是多脏器有病。特别是中老年人，往往原因错综复杂，因而"温不伤阴""凉不伤阳""寒中有热""热中有寒"，孰多孰少，应视人辨证而施膏，遵循《黄帝内经》"久而增气"能纠脏腑之偏，"气增而久，夭之由也"之训，否则过量会产生新的"失衡"。

3. 顾护胃气

脾胃的"胃纳""脾运""脾升""胃降"是膏方吸收、发挥作用的重要保证。顾护胃气也并非一味消导，而应视人具体而论，可以辅以"健脾"或"疏肝"或"醒胃"或"理气"或消导等法。顾护胃气还要注意补通之间的"平衡"。

4. 要选择经常为您诊病的医师开膏方

（1）平时诊病的医师，对您疾病、用药适应性、相宜性有较多的了解，切忌一次诊疗就定膏方，即使"高手"组方，也难免因个体差异产生不相宜性与副反应，既达不到目的，也浪费钱财。

（2）平时未诊病之"亚健康"者，应于组方前先服"开路药"，一则可以健脾理胃或清理尚未发病的某些细微致病因素；二则也可试探药物的相宜性，如试探个人的体质特征，为今后组方奠定基础。

二、不同疾病的具体运用

1. 胆汁反流性胃炎

本病的病位在"胃"，但与肝、胆、脾、肾密切相关，尤其在稳定期，调治脾肾尤为重要。肝胆之所以失于疏泄，克脾犯胃，缘于肾气不足，古称"水不涵木"。调治肾气以抑制肝木，称"乙癸同治"；调治脾胃，称"扶土抑木"。处方时如柴胡、枳壳、苏梗等疏肝利胆、降气和胃的同时，重以黄芪、太子参、白术、首乌、熟地、巴戟、菟丝子等调养脾肾；如兼泄泻，则加山药、白扁豆；为防过于温燥，往往加入少量知母、黄柏以清火。

2. 萎缩性胃炎

多伴糜烂、肠上皮化生，以及不典型增生，其病位在"胃"，而与肝、脾、肾关系密切，在病邪方面与瘀、热、湿相关，属正虚标实，在缓解期以调脾肾为主。调脾用黄芪、太子参、白术；补肾用首乌、熟地、杜仲、菟丝子、功劳叶，适当辅以化瘀，如丹参、桃仁、莪术；清热凉血，则用生地榆、芙蓉叶、鹿衔草之类。

3. 胃食管反流病

其病机多为"胃气上逆"，究其病因多与肝、脾、肾相关，膏方组方时除用疏肝降气和胃药，如柴胡、枳壳、旋覆花、降香外，还重在益气健脾、补益肾气，如用黄芪、太子参、白术、山药、菟丝子、益智仁，以期肝脾和谐，肾气充沛，则反流可休也。

第二节　防治优势

许多脾胃病的病位在"胃"、在"肠"、在"食管",调理脾胃理所当然,而且疗效较好,有明显优势。然脾胃病的病因,特别是难治性脾胃病,与肝、肾关系密切,因而缓解期以调治脾胃为中心,辅以疏肝理气、滋阴益肾,结合每个人的个体差异,度身量体,定制膏方,体现了整体调治的理念,既调治"后天之本脾胃",又调治"先天之本肾",大大改善病情的进展并减少复发,达到强身御病的目的。

对于有些难治性脾胃病以及多脏器疾病,不要期望一次膏方就能根治,而应通过多年膏方调治,逐渐改善体质。感冒减少,精力、食欲以及睡眠等均会有不同程度的改善,难治性脾胃病也会减少发作并得到明显缓解。

第三节　医案精选

胆汁反流性胃炎伴泄泻

赵某,女,40岁。

初诊 2008年11月8日。

【现病史】胆囊切除7年余,有胆汁反流性胃炎,长期精神抑郁,胃脘胀痛,得嗳则减,空腹嘈杂灼热,得食则稍瘥,肠鸣辘辘,腹痛便泄,泻后痛减,日行3~4次,心烦易怒,夜少安寐,心悸健忘,口干,腰脊酸楚,精神疲乏,苔薄,舌嫩红,脉细弦数。证属肝脾不和,心肾阴虚,心肝火炽。

【治则】调肝健脾,益肾清心宁神。

【处方】柴胡60克,当归100克,白芍300克,白术100克,丹皮100克,山栀100克,郁金100克,苏梗150克,玉蝴蝶30克,八月札300克,佛手60克,炒防风100克,青皮60克,陈皮60克,吴茱萸30克,炒川连60克,太子参300克,山药300克,天冬100克,麦冬100克,熟地200克,女贞子300

克,墨旱莲 200 克,补骨脂 200 克,杜仲 300 克,益智仁 150 克,龙齿 300 克,酸枣仁 300 克,百合 300 克,茯神 300 克,莲心 30 克,生甘草 100 克,淮小麦 300 克,功劳叶 300 克,大枣 250 克,白扁豆 150 克,西洋参 150 克,枫斗 60 克,龟板胶 150 克,阿胶 100 克,白冰 200 克。

二诊 2009 年 12 月 4 日。

胃脘胀痛及灼热改善,大便次减,尚能成形,日行 1～2 次,夜寐粗安,然精神疲乏、心悸、怔忡、健忘,苔薄舌嫩红,脉细数。拟调心脾肾之法。

【处方】生白术 200 克,太子参 300 克,生黄芪 300 克,当归 100 克,炙甘草 100 克,茯神 300 克,远志 60 克,酸枣仁 300 克,木香 90 克,山药 200 克,白扁豆 150 克,莲肉 150 克,桔梗 60 克,煨肉果 100 克,龙齿 300 克,女贞子 300 克,功劳叶 300 克,熟地 200 克,制首乌 200 克,杜仲 300 克,益智仁 150 克,菟丝子 150 克,补骨脂 200 克,知母 60 克,黄柏 60 克,淮小麦 300 克,大枣 250 克,西洋参 100 克,生晒参 150 克,枫斗 60 克,龟板胶 100 克,阿胶 100 克,龙眼肉 200 克,白冰 200 克。

三诊 2010 年 11 月 19 日。

一年来,胃脘已舒,纳可便调,然心悸阵发,苔薄舌嫩红,脉细。仍以前法调心脾肾为主。

【处方】生白术 200 克,太子参 300 克,生黄芪 300 克,当归 100 克,炙甘草 100 克,茯神 300 克,远志 60 克,酸枣仁 300 克,木香 90 克,熟地 200 克,制首乌 200 克,枸杞子 150 克,菟丝子 200 克,补骨脂 150 克,益智仁 150 克,知母 60 克,黄柏 60 克,功劳叶 300 克,龙齿 300 克,灵磁石 300 克,川桂枝 60 克,白芍 200 克,淮小麦 300 克,大枣 250 克,生晒参 200 克,西洋参 100 克,枫斗 60 克,阿胶 200 克,龟板胶 100 克,龙眼肉 200 克,白冰 200 克。

按 本案胆囊术后长期精神抑郁,肝气郁结,化热伤阴,脾胃损伤,心肾阴精暗耗,以致心肝火炽,心神不宁。初诊以调肝脾为主,以丹栀逍遥散合参苓白术散,并辅以益智仁、补骨脂、杜仲等补肾益精;远志、酸枣仁、茯神养心安神。二诊时,胃脘胀痛、泄泻均明显缓解,而以心悸怔忡为主证,故改以归脾汤合参苓白术散为主。三诊胃脘已舒,仍以调益心脾为主,辅以熟地、首乌等补肾益精巩固之。

胆汁反流性胃炎伴心律失常

黄某,女,48岁。

初诊 2007年12月5日。

【现病史】胆囊术后年余,腹泻频频,纳呆,面色㿠白,经治腹泻次减,大便质烂,日行2～3次,头昏乏力,心悸气短,夜少安寐,胸闷间作,苔薄,舌嫩红且胖,脉细数结代。心电图示,窦性心动过速,室性期前收缩,T波改变。血红蛋白80 g/L,红细胞$3.0×10^{12}$/L。证属脾胃损伤,心血亏虚。

【治则】调心脾为法。

【处方】炙甘草300克,太子参300克,生黄芪300克,当归100克,白芍200克,白术200克,川桂枝60克,天冬100克,麦冬100克,熟地200克,山药200克,茯神300克,酸枣仁300克,远志60克,灵磁石300克,补骨脂200克,菟丝子200克,淫羊藿200克,杜仲300克,益智仁150克,煨肉果150克,灵芝300克,郁金100克,鸡内金100克,焦山楂100克,六曲100克,大枣250克,生晒参200克,河车粉60克,饴糖500克,阿胶200克,白冰200克。

二诊 2008年12月11日。

心悸气短、室性早搏已有改善,夜寐稍安,然大便仍时溏,面色不华,精神疲乏,苔薄舌淡胖,脉细数。拟调心肝脾为法。

【处方】白术300克,党参200克,炙黄芪300克,当归100克,炙甘草300克,茯苓150克,茯神150克,酸枣仁300克,远志60克,木香60克,柴胡60克,郁金100克,鸡内金100克,白芍300克,补骨脂150克,煨肉果150克,煨诃子150克,莲肉150克,益智仁200克,山药300克,黄精300克,熟地300克,香附100克,巴戟天150克,杜仲300克,大枣200克,炙木瓜100克,生晒参200克,河车粉60克,饴糖500克,大枣250克,白冰200克,阿胶200克。

三诊 2009年11月27日。

腹泻初愈,大便日行1～2次,尚能成形,心悸已减,夜寐稍安,面色已渐转红,苔薄舌淡,脉濡细。拟调脾肾为主。

【处方】炙黄芪300克,党参150克,白术200克,山药300克,白扁豆150克,莲肉150克,木香90克,桔梗60克,茯苓150克,白芍200克,补骨脂150克,巴戟200克,当归100克,熟地200克,黄精200克,杜仲300克,益智仁150克,柴胡60克,郁金100克,鸡内金100克,香附150克,枳壳150克,炙木瓜100克,灵芝300克,生晒参200克,河车粉60克,饴糖500克,大枣250克,白冰200克,阿胶200克。

四诊 2010年11月23日。

大便已调,谷纳亦增,面色已趋红润,然心悸阵作尚存,时有夜寐不安,苔薄舌淡脉细。拟调脾肾为继。

【处方】炙黄芪300克,党参150克,白术150克,半夏100克,青陈皮各90克,茯神300克,当归100克,白芍150克,熟地300克,黄精300克,益智仁150克,菟丝子200克,巴戟天200克,杜仲300克,功劳叶300克,灵芝300克,酸枣仁300克,龙齿300克,灵磁石300克,淮小麦300克,炙甘草100克,生晒参200克,河车粉60克,大枣250克,饴糖500克,白冰200克,阿胶200克。

按 本案胆囊术后以泄泻为主,以致谷气难化精气,气血不充。初诊以调心脾为主,以参苓白术散合归脾汤加减,辅以益智仁、补骨脂益肾,意在补火生土,以资后天生化之源。二诊、三诊大便仍有溏泄,仍以调心脾为主,辅以疏肝利胆之柴胡、郁金、香附。四诊时腹泻已止,谷纳亦增,气血渐复,以心悸少寐为主,故以调脾肾气血以巩固。

胆汁反流性胃炎伴反流性食管炎

顾某,男,56岁。

初诊 2008年12月12日。

【现病史】有胆汁反流性胃炎、反流性食管炎,以及过敏性鼻炎、支气管炎,胃脘时有胀痛灼热,夜间常有反流,胸骨后灼热,反流至咽部而难以安寐,易感外邪,每每引发鼻炎及咳嗽夙恙发作,形寒肢冷,腰膝酸软,脱发较多,精神疲乏,苔薄,舌淡嫩红,脉细弦。证属胆胃失和,胃气上逆,肾气亦虚。

【处方】柴胡60克,延胡索100克,郁金100克,鸡内金100克,枳壳300克,苏梗150克,白芍150克,白术150克,吴茱萸30克,炒川连60克,煅瓦楞300克,半夏100克,黄芩150克,炙黄芪450克,太子参450克,北沙参150克,熟地300克,山茱萸90克,制首乌300克,巴戟200克,淫羊藿300克,菟丝子200克,知母100克,黄柏100克,杜仲300克,川断200克,苍耳子100克,蔓荆子100克,鹿衔草300克,蒲公英300克,灵芝300克,木香60克,生晒参300克,河车粉100克,鹿角胶200克,龟板胶100克,白冰200克。

二诊 2009年11月27日。

胃脘较舒,夜间反流减少,外感亦少,然新增高血脂,头昏目眩,腰酸耳鸣,苔薄舌淡,脉细弦。法当调脾肾为主,佐以升清降浊之法。

【处方】炙黄芪450克,太子参450克,苏梗150克,藿梗150克,枳壳200克,白芍150克,白术150克,吴茱萸30克,炒川连60克,熟地300克,山茱萸90克,制首乌300克,黄精300克,桑椹子300克,枸杞子300克,杜仲300克,巴戟天300克,菟丝子200克,知母100克,黄柏100克,天冬100克,麦冬100克,柴胡90克,石菖蒲100克,灵磁石300克,八月札300克,蔓荆子150克,石决明300克,钩藤150克(后下),天麻100克,茶树根300克,生山楂100克,荷叶100克,泽泻150克,蒲公英300克,鹿衔草300克,生晒参200克,河车粉100克,鹿角胶150克,龟板胶100克,胡桃肉200克(打碎入膏),白冰200克。

三诊 2010年12月3日。

胃脘已舒,无明显食管反流症状,然头昏目眩、腰膝酸楚减而未已,苔薄舌淡,脉细弦。仍以调脾肾继之。

【处方】炙黄芪300克,太子参45克,白术150克,半夏100克,青皮90克,陈皮90克,熟地300克,山茱萸90克,黄精300克,枸杞子200克,桑椹子300克,制首乌300克,巴戟天300克,菟丝子200克,杜仲300克,川断200克,石决明300克,钩藤150克(后下),天麻100克,潼蒺藜150克,蔓荆子150克,八月札300克,灵磁石300克,泽泻100克,河车粉100克,北虫草60克,胡桃肉200克,生晒参200克,西洋参100克,龟板胶250克,鳖甲胶150克,白冰200克。

按 本案初诊为胆胃失和,胃气上逆,肾气亦虚,故以柴胡、郁金、苏梗、枳壳疏肝和胆、降气和胃为主,并辅以益气健脾、温肾之黄芪、太子参、白术、熟地、首乌、巴戟等。二诊时胃脘症状已明显改善。三诊时,胃脘已舒,而以调脾肾为主。

胃切除伴胆汁反流

戴某,男,72岁。

初诊 2008年11月24日。

【现病史】胃大部切除30余年,稍多食则胃脘作胀,空腹嘈杂灼热,尤以夜间平卧时反流,胸骨后灼热,致多年来夜寐不安,需时时索食及半卧位以求暂安,中脘喜热,口苦,谷纳不馨,大便溏薄,日行2~3次,夜尿3~4次,易感外邪,形寒手足欠温,精神疲乏,苔薄,舌淡、边有齿痕,脉细弦。2007年胃镜检查显示,残胃胃炎,胆汁重度反流。证属脾胃损伤,胆气犯胃,肾气亦虚。

【处方】炙黄芪450克,川桂枝60克,白芍300克,高良姜60克,香附150克,半夏100克,黄芩100克,吴茱萸30克,黄连60克,党参150克,白术150克,茯苓150克,山药300克,白扁豆150克,柴胡90克,郁金100克,鸡内金100克,苏梗150克,枳壳300克,白及片60克,煅海螵蛸300克,熟地300克,黄精300克,益智仁150克,覆盆子150克,巴戟天200克,淫羊藿200克,枸杞子150克,灵芝300克,炙甘草100克,大枣250克,蒲公英300克,鹿衔草300克,生晒参200克,河车粉100克,鹿角胶150克,阿胶100克,饴糖500克,白冰200克。

二诊 2009年12月18日。

前投膏方后,感冒次数减少,夜尿减为1~2次,大便成形,日行1~2次,反流症状有所改善,夜尚能平卧,胃脘嘈杂减轻,而食后作胀尚存,苔薄,舌淡胖,脉细。拟调脾肾为主。

【处方】炙黄芪450克,党参150克,白术150克,半夏100克,黄芩150克,苏梗150克,枳壳300克,木香90克,川桂枝60克,白芍300克,高良姜60克,香附150克,熟地300克,黄精300克,巴戟天200克,淫羊藿200克,益智仁 150 克,山药 300 克,覆盆子 150 克,枸杞子 150 克,白及片 60 克,煅海螵蛸 300 克,灵芝 300 克,北虫草 100 克,炙甘草 100 克,大枣 250 克,蒲公英 300 克,鹿衔草 300 克,生晒参 200 克,河车粉 100 克,饴糖 500 克,鹿角胶 150 克,阿胶 100 克,白冰 200 克。

三诊 2010 年 12 月 3 日。

胃脘胀嘈以及夜间反流症状明显改善,偶有嘈杂,得食则缓解,夜已能平卧,夜尿减为 1～2 次,大便尚成形,苔薄,舌淡,脉细。拟前法加减续进之。

【处方】炙黄芪 450 克,党参 150 克,白术 150 克,半夏 100 克,苏梗 150 克,枳壳 300 克,川桂枝 60 克,白芍 300 克,炙甘草 100 克,香附 150 克,高良姜 60 克,白及 60 克,吴茱萸 30 克,炒川连 60 克,熟地 300 克,山茱萸 90 克,山药 300 克,益智仁 150 克,巴戟天 200 克,补骨脂 200 克,菟丝子 200 克,覆盆子 150 克,河车粉 100 克,生晒参 300 克,饴糖 500 克,鹿角胶 250 克,龟板胶 250 克,白冰 200 克。

按 本案系胃切除后胃食管胆汁反流致夜难平卧多年,初诊以柴胡、枳壳、苏梗等疏肝利胆、降气和胃,并辅以黄芪建中汤合良附丸,温中补虚。二诊反流症状已有改善。三诊夜已能平卧,改以益气健脾、益肾之法巩固。

萎缩性胃炎伴失眠、口腔溃疡

陆某,女,66 岁。

初诊 2007 年 11 月 21 日。

【现病史】有萎缩性胃炎伴肠上皮化生(＋),以及十二指肠球部溃疡,曾有黑便 2 次。现空腹时嘈杂泛酸,得食则减,中脘喜暖,头昏目眩,心悸心烦少寐,甚则彻夜难寐,口腔溃疡时时发作,此起彼落,易感外邪,精神疲乏,腰膝酸软,心神不宁。苔薄,舌嫩红,脉细弦。证属心脾两虚,肾精虚亏,虚火上炎。

【治则】调心脾,滋阴泻火安神。

【处方】白术 150 克,党参 150 克,炙黄芪 450 克,当归 100 克,炙甘草 100 克,茯神 300 克,远志 60 克,酸枣仁 300 克,肉桂 30 克,黄连 60 克,白芍 300 克,熟地 200 克,制首乌 300 克,益智仁 150 克,女贞子 300 克,墨旱莲

150 克,杜仲 300 克,牛膝 100 克,天冬 100 克,麦冬 100 克,莲心 30 克,知母 100 克,黄柏 100 克,龙齿 300 克,淮小麦 300 克,大枣 250 克,木香 60 克,生晒参 150 克,西洋参 100 克,河车粉 60 克(入膏),龟板胶 150 克,阿胶 100 克,饴糖 500 克,白冰 150 克,龙眼肉 200 克。

二诊 2008 年 11 月 8 日。

前投调心脾、滋阴益肾泻火之膏方,胃脘嘈杂见减,外感明显减少,然仍心烦、夜少安寐,口腔溃疡尚存,腰膝酸软,神疲乏力,苔薄,舌嫩红,脉细弦。拟调脾肾,佐以清心平肝。

【处方】白芍 150 克,白术 150 克,太子参 300 克,炙黄芪 450 克,当归 100 克,炙甘草 100 克,茯神 300 克,酸枣仁 300 克,木香 60 克,熟地 200 克,山茱萸 90 克,制首乌 300 克,女贞子 300 克,桑椹子 300 克,功劳叶 300 克,天冬 100 克,麦冬 100 克,肉桂 30 克,黄连 60 克,杜仲 300 克,牛膝 100 克,知母 100 克,黄柏 100 克,石决明 300 克,天麻 100 克,钩藤 150 克(后下),夏枯草 150 克,白薇 100 克,苦丁茶 60 克,淮小麦 300 克,大枣 250 克,香附 100 克,生晒参 100 克,西洋参 100 克,河车粉 100 克(入膏),龟板胶 100 克,鳖甲胶 100 克,白冰 200 克。

三诊 2009 年 12 月 14 日。

两投调心脾肾之膏剂,口腔溃疡未作,胃脘尚舒,夜寐粗安,然检查发现肝内胆管结石,右上腹间有胀痛,累及于背,幸喜饮食,二便尚无大碍,头昏目眩、腰膝酸软尚存,苔薄,舌淡,脉细弦。

【处方】柴胡 90 克,郁金 100 克,鸡内金 100 克,金钱草 300 克,枳壳 300 克,炙黄芪 300 克,太子参 300 克,白芍 150 克,白术 150 克,熟地 300 克,当归 100 克,制首乌 300 克,黄精 300 克,山茱萸 60 克,女贞子 300 克,桑椹子 300 克,功劳叶 300 克,石菖蒲 100 克,灵磁石 300 克,潼蒺藜 150 克,白蒺藜 150 克,杜仲 300 克,菟丝子 200 克,石决明 300 克,钩藤 150 克(后下),天麻 100 克,天冬 100 克,麦冬 100 克,香附 100 克,木香 60 克,生晒参 150 克,西洋参 100 克,河车粉 100 克(入膏),龟板胶 150 克,阿胶 100 克,白冰 200 克。

【按】本案初诊以归脾汤为主,以调心脾之虚,以知柏地黄汤合交泰丸加减,滋阴益肾泻火,交通心肾,以安心神。二诊时,胃脘已舒,而心烦失眠及口腔溃疡未已,于前方基础上加平肝泻火之石决明、夏枯草、苦丁茶之品。三诊夜寐粗安,口腔溃疡未作。然新增右上腹胀痛,故去交泰丸、枣仁、茯神、苦丁茶等,继续在调肝肾之剂的基础上新增柴胡、郁金、金钱草以疏肝利胆。

糜烂性胃炎伴盗汗

唐某,男,35岁。

初诊 2007年11月7日。

【现病史】糜烂性胃炎已四五年,来诊时胃脘于食后间有作胀,泛酸嗳气,谷纳不馨,腰膝酸软,盗汗较多,心悸、怔忡、健忘,壮年脱发较多,手足欠温,精神易于疲乏,大便2~3日一行,苔薄黄腻,舌边略红,脉细弦数。证属湿热内蕴,脾肾亏虚。

【治则】清湿热,健脾胃,滋阴益肾敛汗。

【处方】苍术100克,白术100克,川朴100克,半夏100克,黄芩150克,苏梗150克,藿梗150克,枳壳300克,泽泻100克,吴茱萸30克,炒川连60克,蒲公英300克,鹿衔草300克,生黄芪300克,太子参300克,北沙参150克,川石斛300克,生地200克,熟地200克,制首乌300克,女贞子300克,桑椹子300克,稆豆衣100克,白芍100克,肉苁蓉300克,菟丝子150克,杜仲300克,知母100克,黄柏100克,山茱萸60克,煅龙骨300克,煅牡蛎300克,火麻仁300克,焦山楂100克,焦六曲100克,西洋参200克,生晒参100克,龟板胶150克,鹿角胶100克,蜂蜜500克,白冰200克。

二诊 2008年11月16日。

胃脘已舒,纳可便调,然头昏目眩间作,腰膝酸软,盗汗减而未已,口干舌燥,手足欠温,形寒中脘喜暖,脱发仍多,苔薄,舌边嫩红,脉细弦。拟调肝脾肾。

【处方】生地200克,熟地200克,山茱萸90克,丹皮100克,制首乌300克,桑椹子300克,女贞子300克,巴戟天200克,肉苁蓉300克,黄精300克,知母100克,黄柏100克,煅龙骨300克,煅牡蛎300克,碧桃干200克,稆豆衣100克,炙黄芪300克,太子参300克,天冬100克,麦冬100克,南沙参150克,北沙参150克,川石斛300克,益智仁150克,石决明300克,钩藤150克(后下),天麻100克,白芍100克,白术100克,潼蒺藜150克,杜仲300克,蒲公英300克,鹿衔草300克,生晒参100克,西洋参200克,河车粉100克,龟板胶150克,鹿角胶100克,白冰200克。

三诊 2010年12月15日。

服膏方2年,胃脘已舒,盗汗亦撤,形寒程度明显改善。停药1年后,盗汗、腰膝酸软复作,伴脱发较多,脐气不爽,苔薄黄腻,舌边尖略红,脉细数,肝肾阴虚,湿热尚有留恋。拟调肝肾,佐以清化。

【处方】生地200克,熟地200克,山茱萸90克,制首乌300克,黄精200克,山药200克,丹皮100克,茯苓150克,苍术100克,白术100克,半夏100克,黄芩100克,女贞子300克,桑椹子300克,功劳叶300克,肉苁蓉300克,巴戟天200克,知母100克,黄柏100克,太子参450克,北沙参300克,天冬100克,麦冬100克,杜仲300克,煅龙骨300克,煅牡蛎300克,碧桃干150克,稆豆衣100克,五味子45克,郁李仁150克,火麻仁300克,蒲公英300克,生山栀100克,西洋参200克,生晒参150克,河车粉60克,枫斗60克,龟板胶200克,鳖甲胶100克,白冰200克,蜂蜜500克,黑芝麻200克(打碎入膏)。

按 本案初诊时患者胃脘胀痛较明显,且有盗汗,证属肝肾阴虚而有湿热,故以苍白术、半夏、蒲公英等清热化湿为主,辅以益肾养阴敛汗。二诊胃脘已舒,盗汗已减。停药1年,盗汗及腰膝酸楚复作,以肝肾阴虚为显,故改以滋阴益肾敛汗之法。

便秘伴肺气不宣和肠枯津少

孙某,女,40岁。

初诊 2008年11月29日。

【现病史】近三四年来,大便艰涩似栗,数日一行,脐腹作胀,每每需服泻药方得通畅,心烦少寐,咽喉不利,咳嗽痰黏不爽,易感外邪,而加重咳嗽风恙,谷纳不馨,口干,舌红少津,脉细弦数。证属肺气失宣,大肠传导失司。

【治则】宣肺化痰,养阴润肠通便。

【处方】桔梗 90 克,生甘草 90 克,苏子 150 克,苏梗 150 克,川朴 90 克,枳壳 300 克,紫菀 90 克,杏仁 150 克,牛蒡子 100 克,生黄芪 450 克,太子参 300 克,北沙参 300 克,天冬 100 克,麦冬 100 克,玄参 300 克,制首乌 300 克,当归 100 克,肉苁蓉 300 克,女贞子 300 克,桑椹子 300 克,菟丝子 150 克,知母 100 克,黄柏 100 克,瓜蒌仁 300 克,大腹皮 100 克,鱼腥草 300 克,鹿衔草 300 克,连翘 300 克,柏子仁 300 克,酸枣仁 300 克,香附 100 克,黑芝麻 300 克(打碎入膏),西洋参 200 克,生晒参 100 克,枫斗 60 克,蜂蜜 500 克,龟板胶 200 克,珍珠粉 30 克(调入),白冰 200 克。

二诊 2009 年 11 月 10 日。

服膏方后 1 年之中,前半年大便尚通畅,不必用泻药,后半年又复便秘,外感已少,咳嗽亦瘥,苔薄,舌嫩红,脉细弦。宜前法加减续进。

【处方】生黄芪 300 克,太子参 300 克,天冬 150 克,麦冬 150 克,生首乌 300 克,生地 200 克,熟地 200 克,玄参 300 克,玉竹 300 克,当归 100 克,白芍 100 克,白术 100 克,肉苁蓉 300 克,知母 100 克,枳壳 200 克,枳实 200 克,桔梗 90 克,生紫菀 90 克,牛蒡子 100 克,杏仁 150 克,川朴 150 克,苏子 150 克,苏梗 150 克,决明子 300 克,瓜蒌仁 300 克,枫斗 60 克,西洋参 200 克,生晒参 100 克,蜂蜜 500 克,龟板胶 150 克,阿胶 100 克,白冰 150 克,黑芝麻 300 克(打碎入膏)。

三诊 2010 年 11 月 26 日。

大便基本正常,已不必服泻药,间日而行,然心烦少寐,怔忡健忘,精神疲乏,口干腰酸,时有头昏,苔薄舌嫩红,脉细,心肾阴虚,心失所养。拟调心肾为主。

【处方】太子参 450 克,丹参 150 克,玄参 200 克,生地 200 克,熟地 200 克,桔梗 90 克,远志 60 克,柏子仁 300 克,酸枣仁 300 克,天冬 100 克,麦冬 100 克,当归 100 克,五味子 45 克,生首乌 300 克,肉苁蓉 300 克,黑芝麻 300 克,杜仲 200 克,黄连 60 克,莲心 30 克,女贞子 300 克,桑椹 300 克,龙齿 300 克,石决明 300 克,钩藤 150 克,菟丝子 200 克,知母 100 克,黄柏 100 克,枫斗 60 克,西洋参 200 克,生晒参 100 克,龟板胶 200 克,蜂蜜 500 克,珍珠粉 30 克(调入),白冰 200 克。

按 习惯性便秘一症,泻下之法,虽可取快一时,然诛伐无过,徒伤正气,本案初诊以桔梗汤、苏子降气汤加减,宣肺顺气导滞,意在提壶揭盖,开上窍以通下窍,下病取上;辅以益气健脾养阴生津,润肠通便,仿增水行舟法。二诊时外感已少,咳嗽亦瘥,故以益气健脾养阴生津为主,佐以宣肺润肠通便。三诊大便基本已调,然心烦少寐,改以天王补心丸加减。同时,除服用膏方外,嘱患者尚需养成良好生活习惯,方能使糟粕定时而排出体外。

参考文献

[1] 林三仁,许国铭,胡品津,等.中国胃食管反流病共识意见[J].胃肠病学,2007,12(4):233-239.

[2] 中华中医药学会脾胃病分会.胃食管反流病中医诊疗共识意见[J].中医杂志,2010,51(9):844-847.

[3] Armstrong D,Bennett J R,Blum A L,et al. The endoscopic assessment of esophagitis: a progress report on observer agreement[J]. Gastroenterology,1996,111(1):85-92.

[4] 刘景生.细胞信息与调控.北京:北京医科大学、中国协合医科大学联合出版杜,1998:212-226.

[5] 胡尚嘉,李丽晶,胡林春.一氧化氮的生理作用[J].吉林医学院学报,1998,18(3):83-88.

[6] 中国胃食管反流病研究协作组.反流性疾病问卷在胃食管反流病诊断中的价值[J].中华消化杂志,2003,23(1):651-654.

[7] 李春启,刘为纹,房殿春.实验动物胃黏膜癌前病变的模型建立、发生机理及其逆转治疗的研究[J].第三军医大学学报,1994,16(1):5-9.

[8] 牛晓玲.孙志广治疗胃食管反流病经验[J].中医杂志,2009,50(11):979-980.

[9] 陈瑗,周玫.自由基医学基础与病理生理[M].北京:人民卫生出版社,2002:56-58.

[10] 吴艳玲,朴惠善.蒲公英的促进胃肠动力活性有效部位及化学成分研究

[J].延边大学医学学报,2005,28(1):23-25.

[11] 胡伟,王红,程丽,等.蒲公英对幽门螺杆菌体外抑菌作用的实验研究[J].胃肠病学,2006,11(6):365-366.

[12] 孙存普,张建中,段绍递.自由基生物学导论[M].合肥:中国科学技术大学出版社,1999:94-108.

[13] 中华医学会消化内镜学分会.反流性食管炎诊断及治疗指南(2003年)[J].中华消化内镜杂志,2004,21(4):221-222.

[14] 王国建,陈建质子泵抑制剂过度使用常见不良事件的循证评价[J].中国医院药学杂志,2013,33(11):919-922.

[15] 中国中西医结合学会消化系统疾病专业委员会.慢性胃炎的中西医结合诊治方案(草案)[J].中国中西医结合杂志,2005,25(2):172-175.

[16] 高一心,孙涛.237例老年人胃癌癌前病变随访分析[J].肿瘤防治杂志,2001,8(2):118-119.

[17] 陶丽,杨金坤.胃癌中医证型与临床相关因素的单因素分析[J].中西医结合学报,2007,5(4):398-402.

[18] 朱方石,姒健敏,王良静.萎缩性胃炎临床证型分类研究[J].世界华人消化杂志,2003,11(6):844-846.